wunschlos

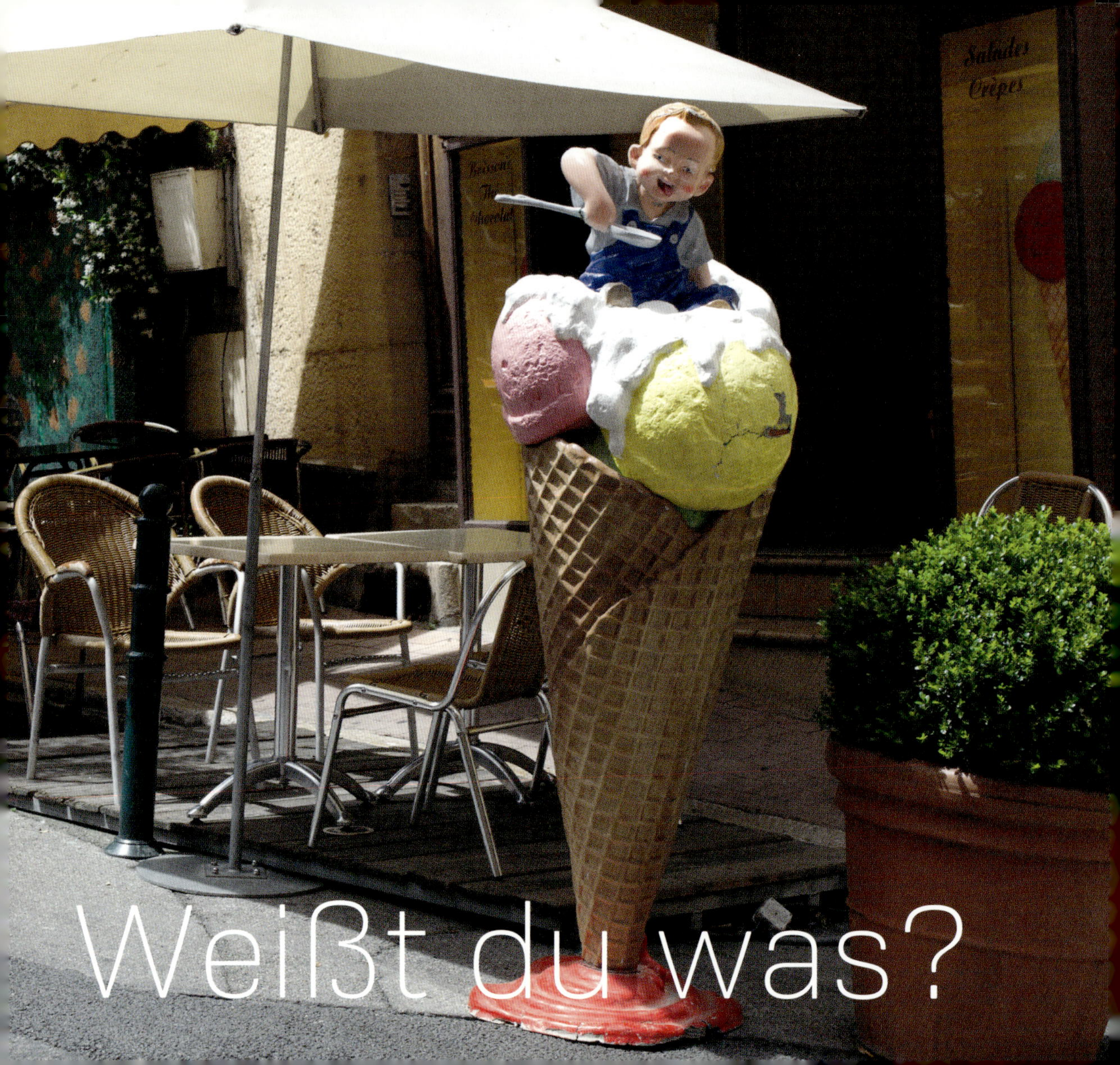

Weißt du was?

Ich habe eben mal wieder an dich gedacht,
hab mich gefragt, was du gerade so machst.

Bist du noch an dem Platz,
wo du sonst immer warst,
und hast du an dem, was du so tust,
auch tatsächlich Spaß?

Und ich hab mich gefragt,
ob du da, wo du gerade stehst oder sitzt,
eigentlich grundsätzlich glücklich bist?

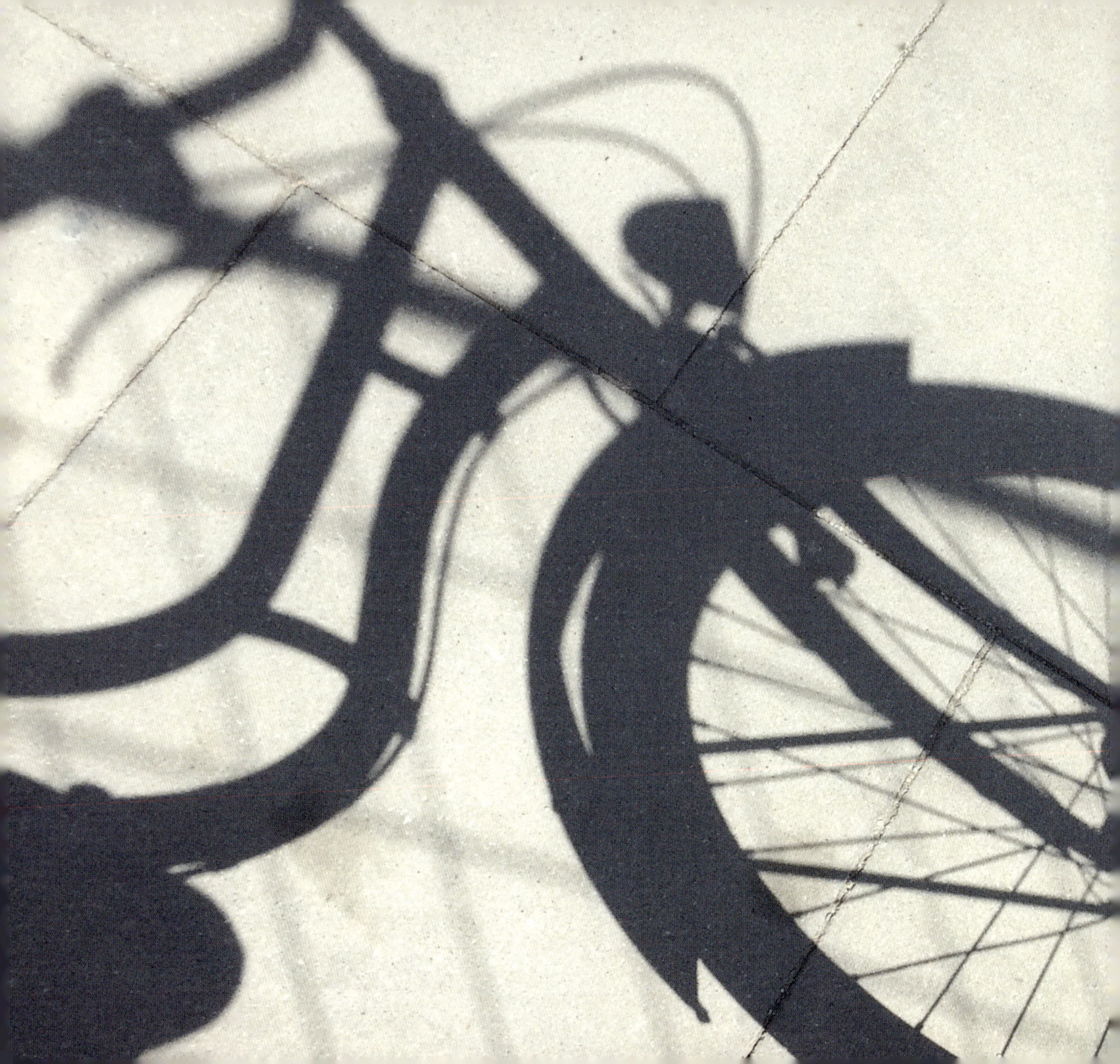

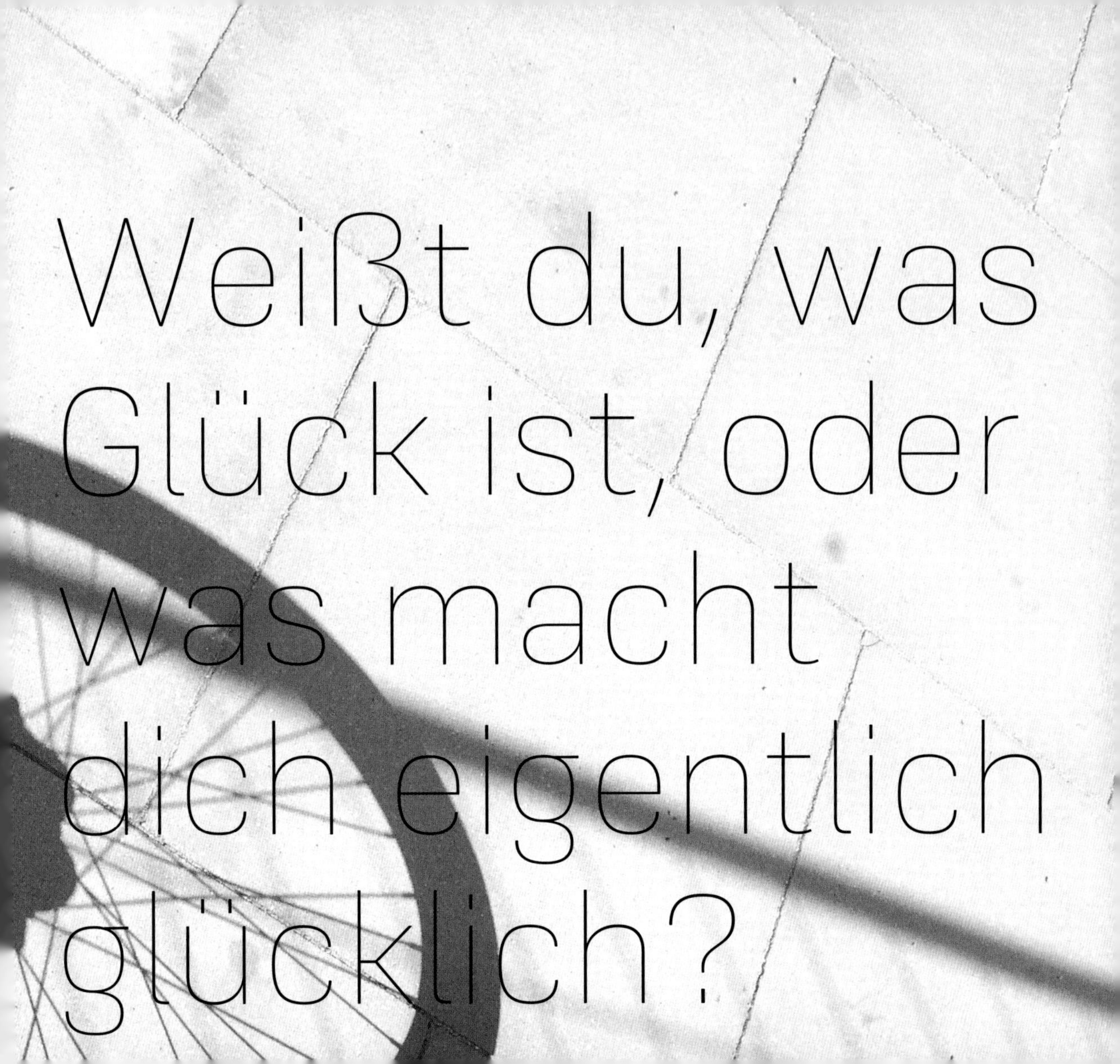

Weißt du, was Glück ist, oder was macht dich eigentlich glücklich?

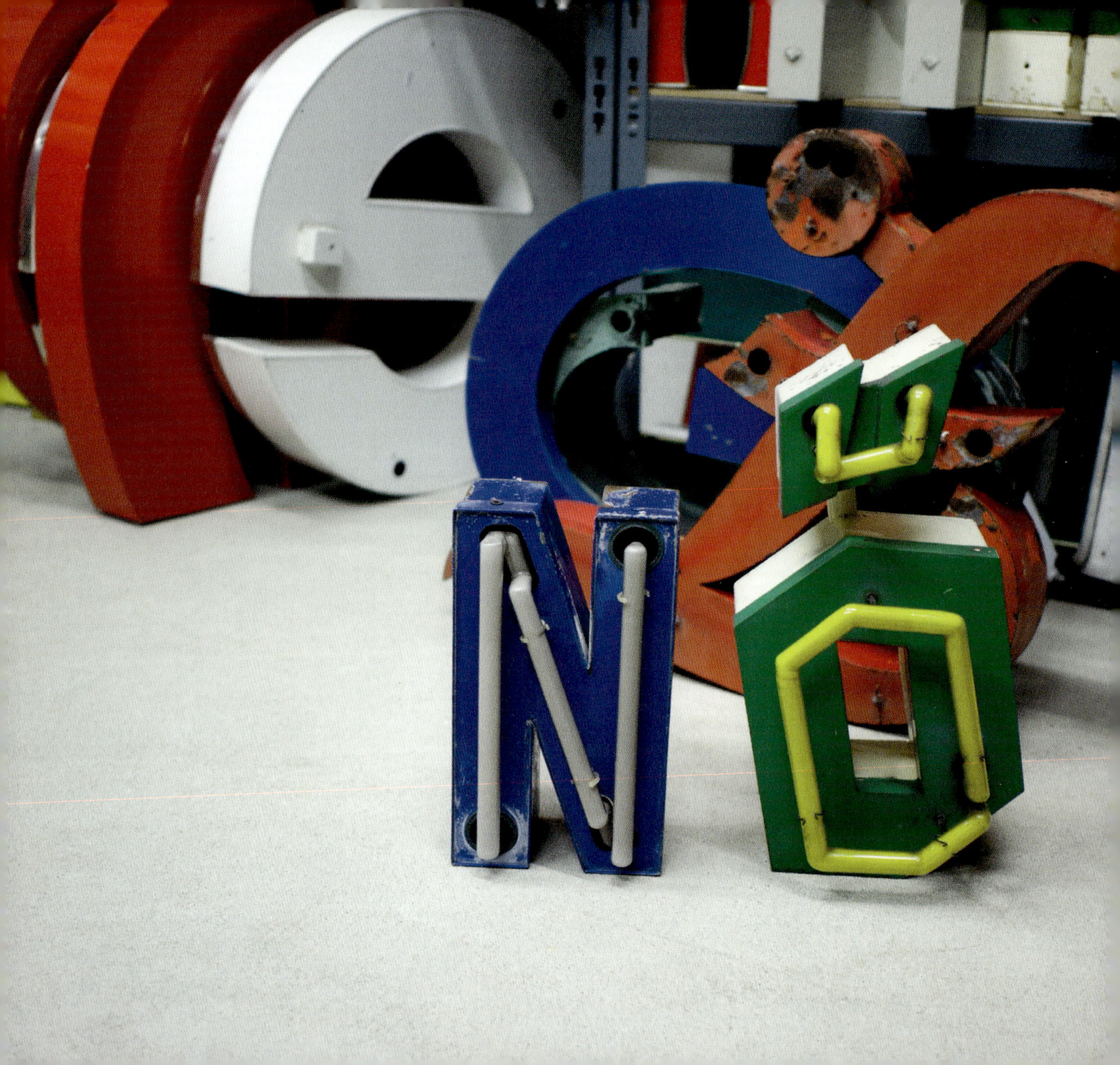

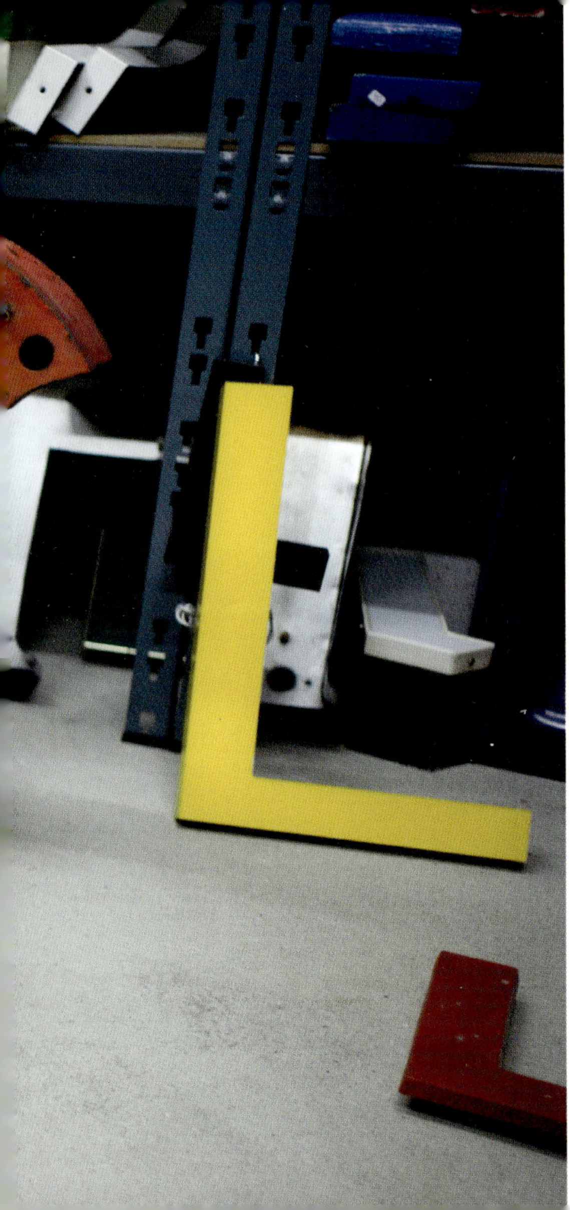

Ist doch verrückt, nicht,
dass wir so sehr um dieses Glück
rotieren
und doch
kapitulieren
bei dem Versuch, etwas zu
definieren,
das wir nicht
kapieren?

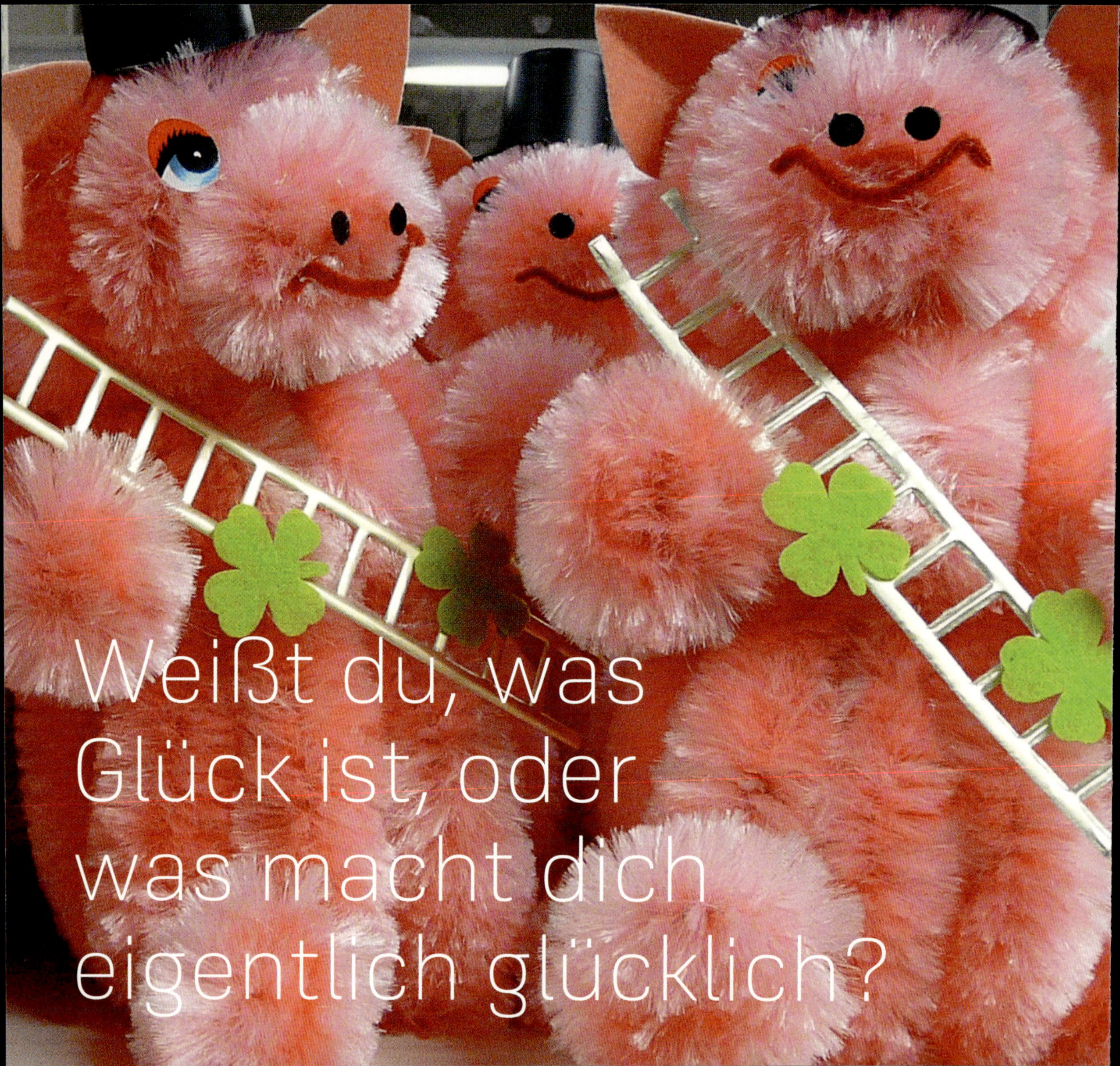

Weißt du, was Glück ist, oder was macht dich eigentlich glücklich?

Ist Glück einfach nur das Gegenteil von Pech haben?
Hufeisen? Sollte echt nur ein Pferd tragen!
Obwohl ja offenbar jeder sein Glück selbst schmiedet,
wie sie sagen.

Klee mit vier Blättern
gehts auf Wiesen viel besser
als in menschlichen Händen –
in der Hoffnung darauf,
dass jetzt Pechsträhnen enden.

Aufgrund welcher
Elemente
nennen wir Momente
glücklich
dann am Ende?

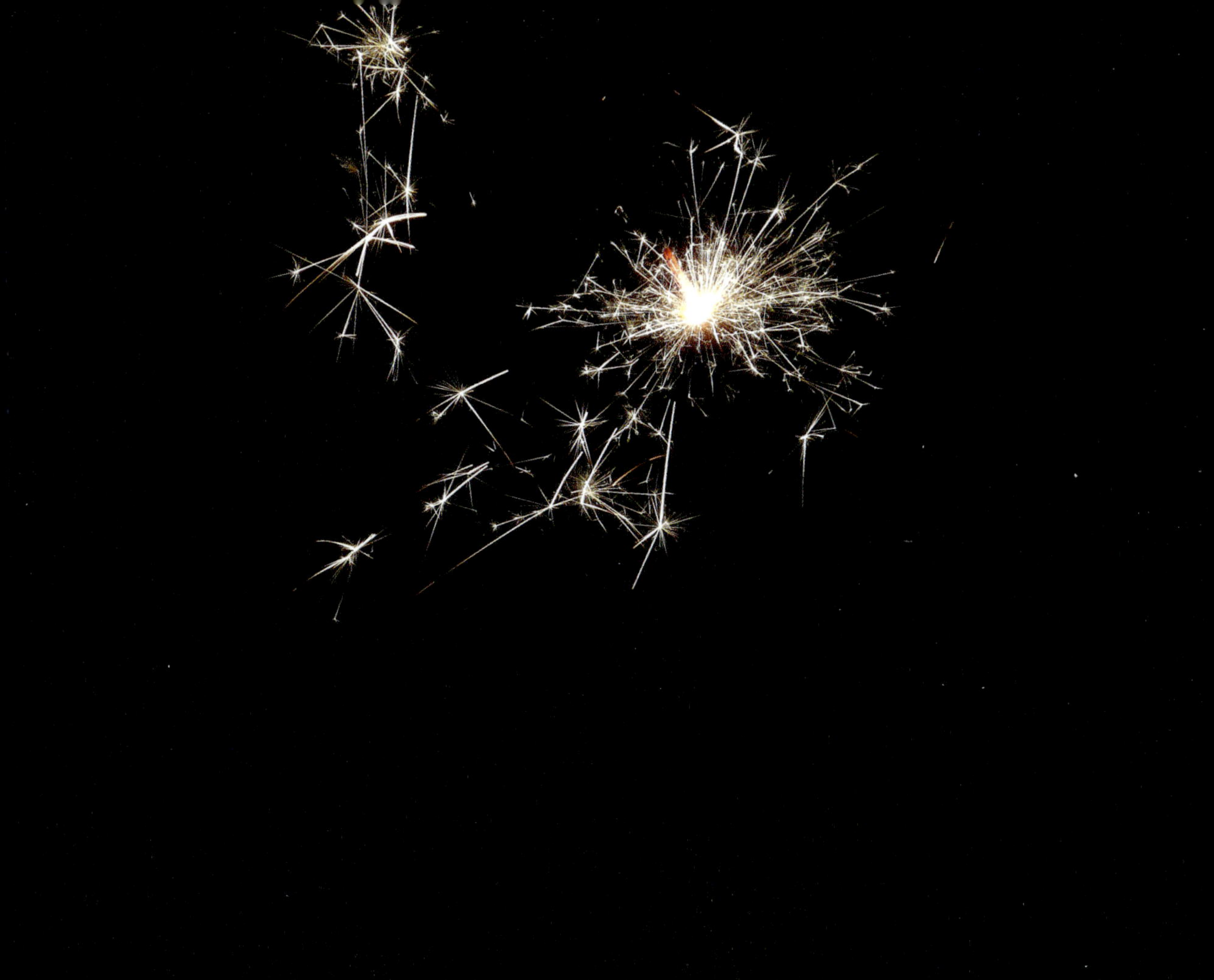

Und bleibt am Schluss nicht bloß ein Strich
zwischen zwei Jahreszahlen, die wir auf polierte Steine malen?

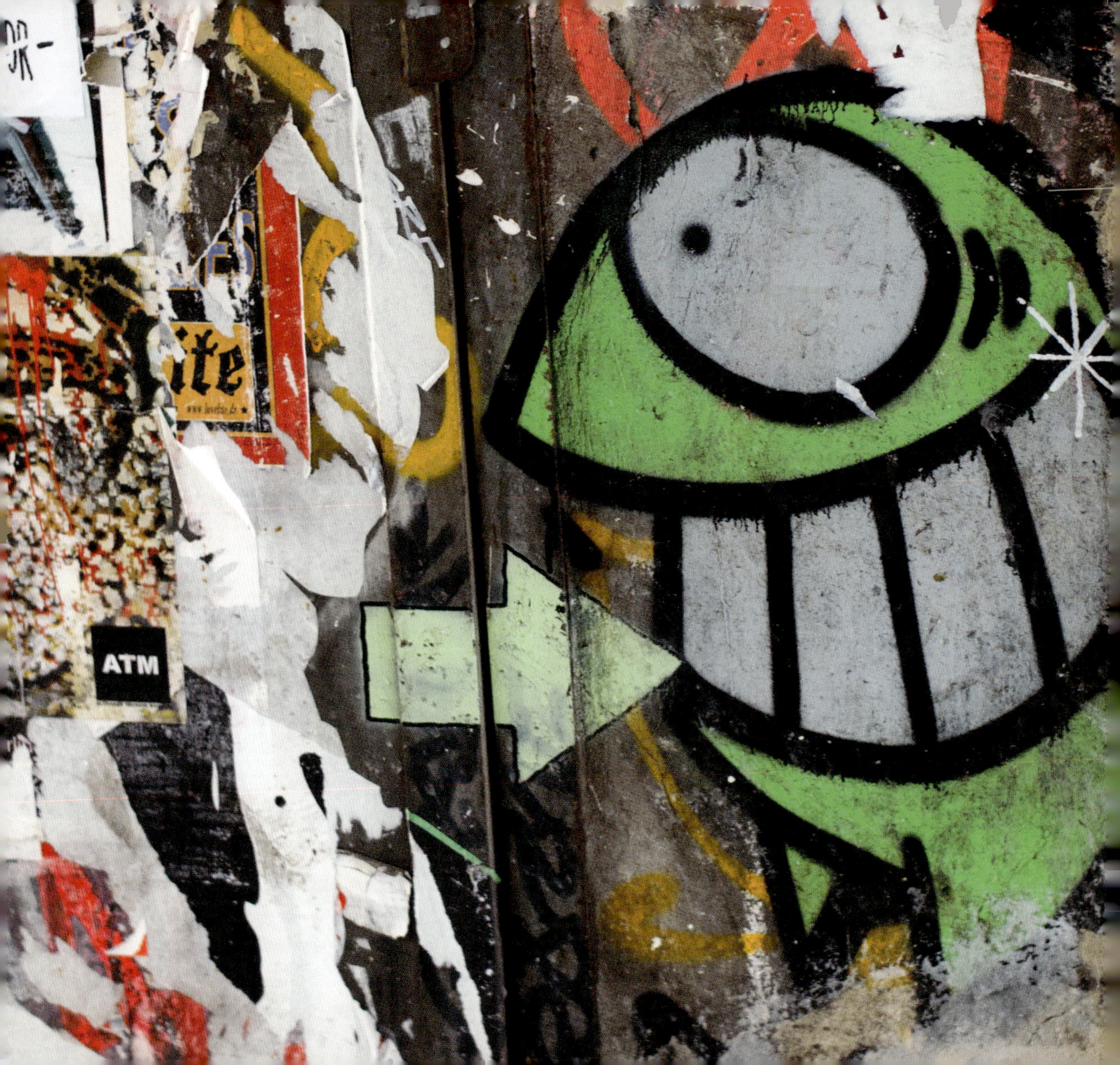
ite
ATM

Und ich frage nochmal ausdrücklich – was macht dich glücklich?

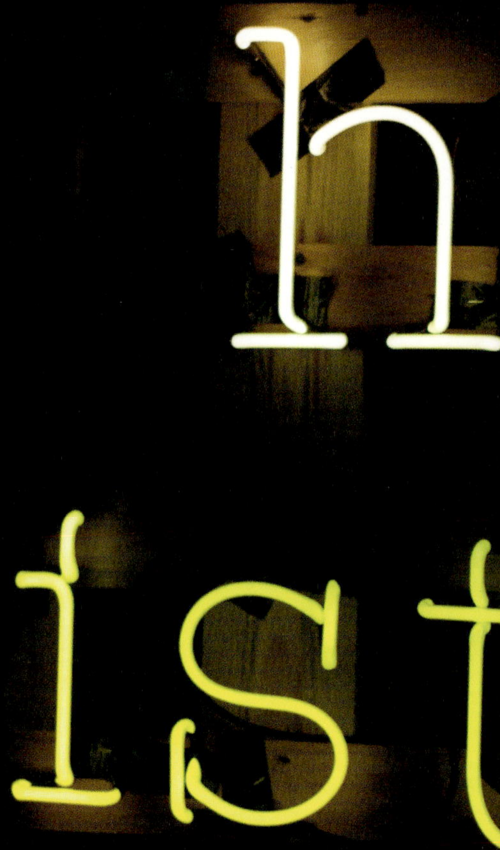

Ist Glück vielleicht so etwas wie Zufriedenheit, nur irgendwie tiefer?
So ähnlich wie Freude, bloß noch intensiver?

Und obwohl wir danach streben, es mitunter sogar zum Ziel erheben
für unser Leben, bleiben wir doch so oft nur daneben stehen und staunen.

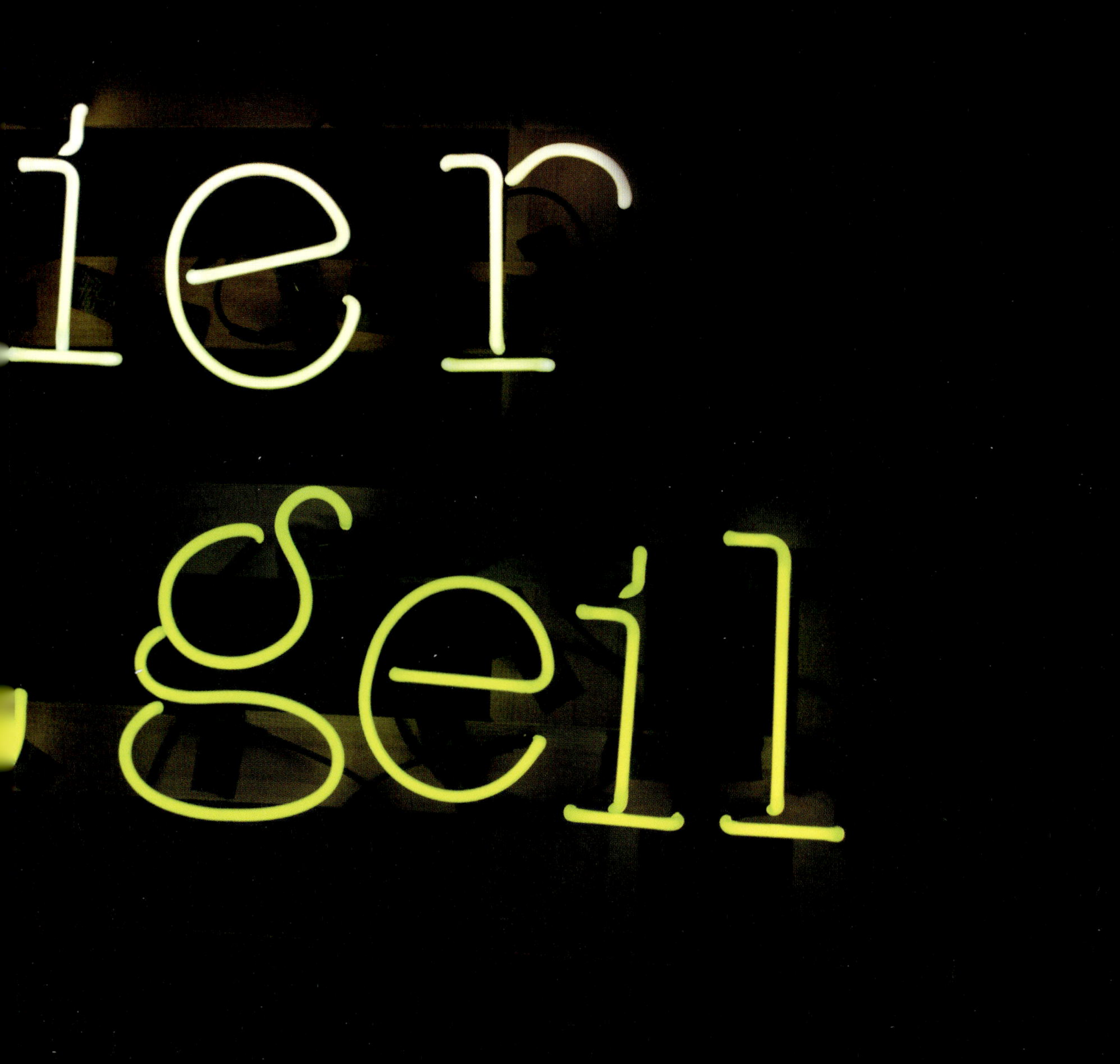
íer
geíl

Für wen läufst du mit dem Kopf durch die Wand, ziehst den Kopf aus dem Sand für ein paar Sekunden lang Hand in Hand und warum hast du dieses Erinnerungspolaroid ausgerechnet „glücklich" genannt?

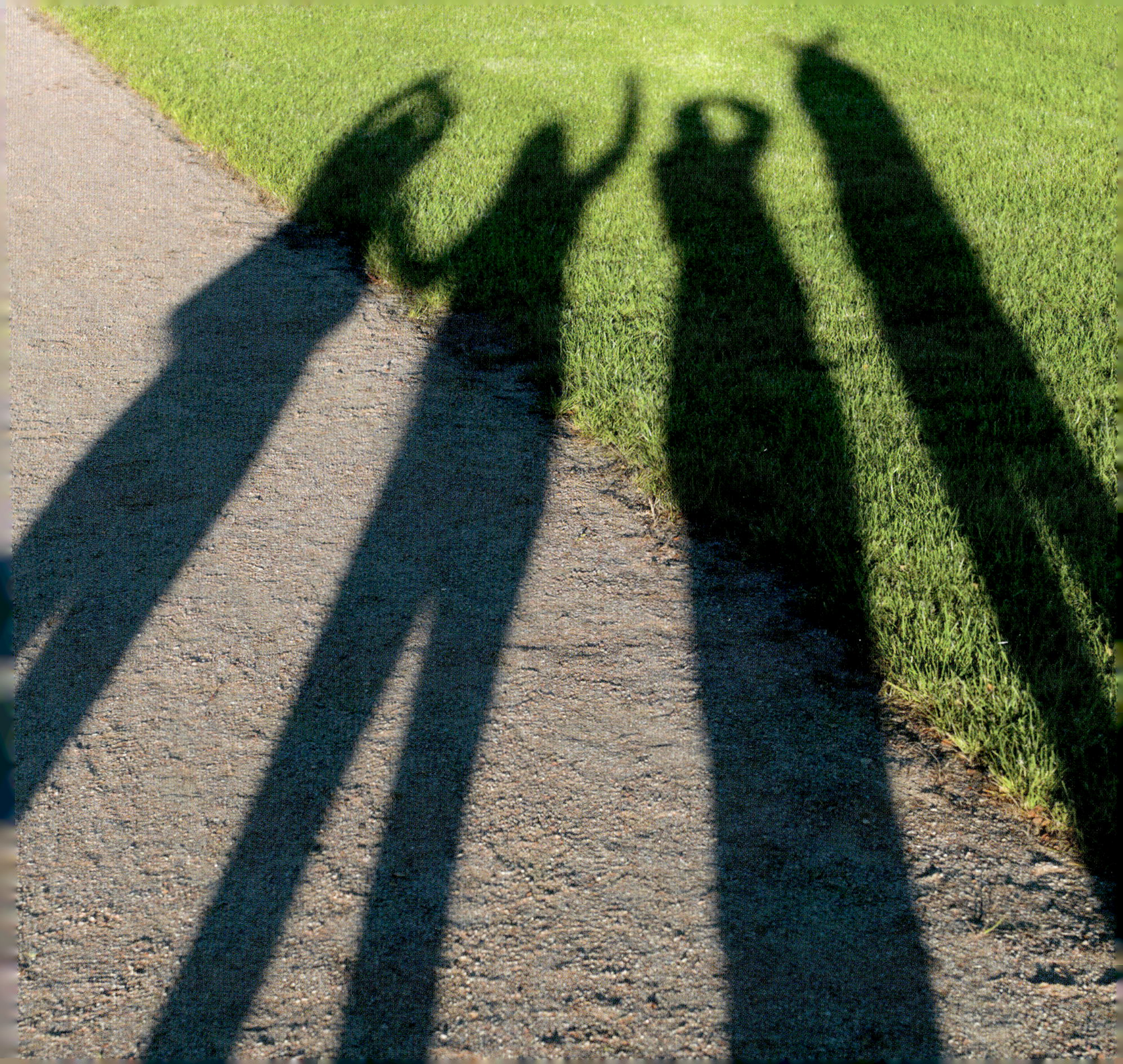

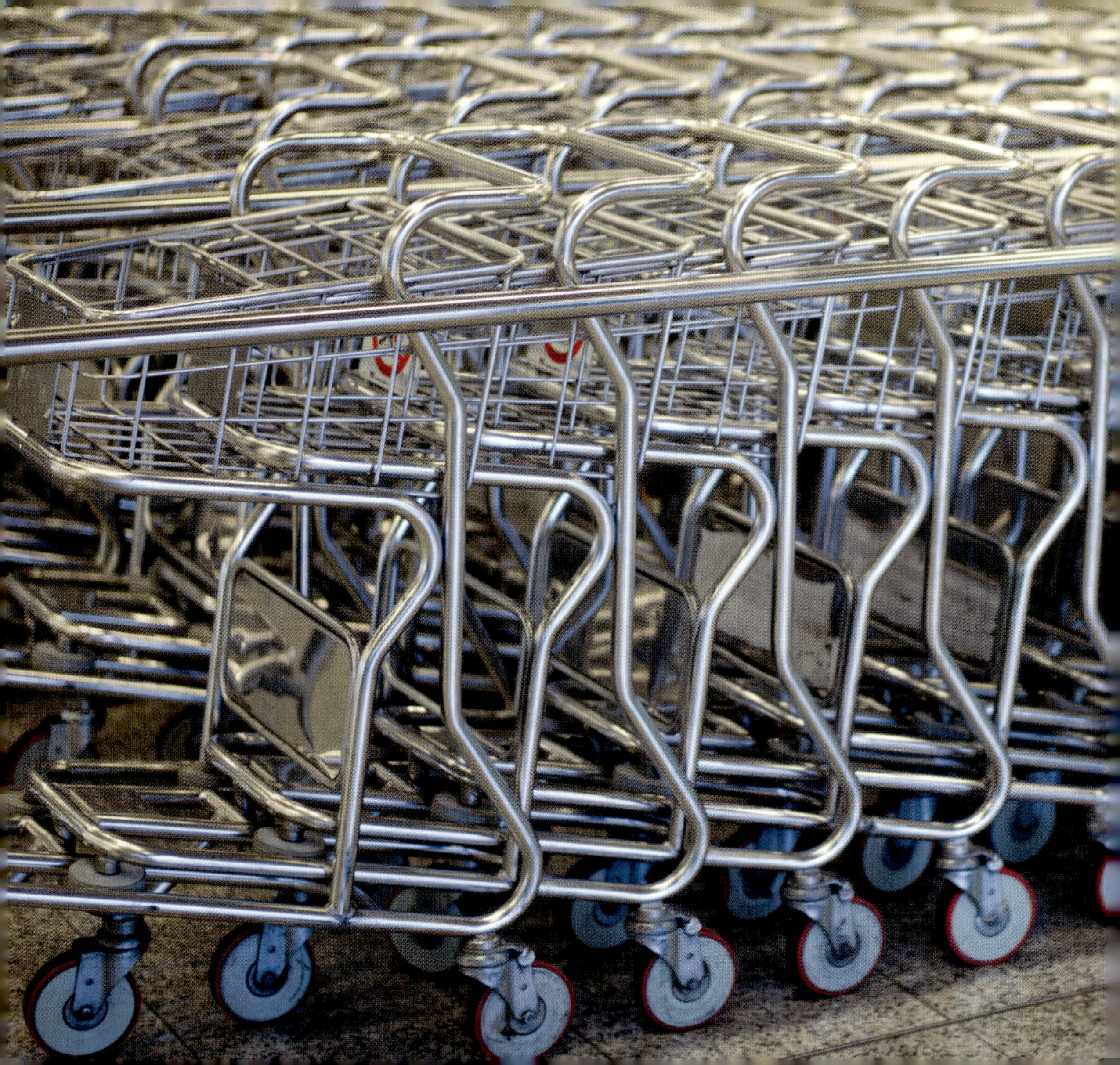

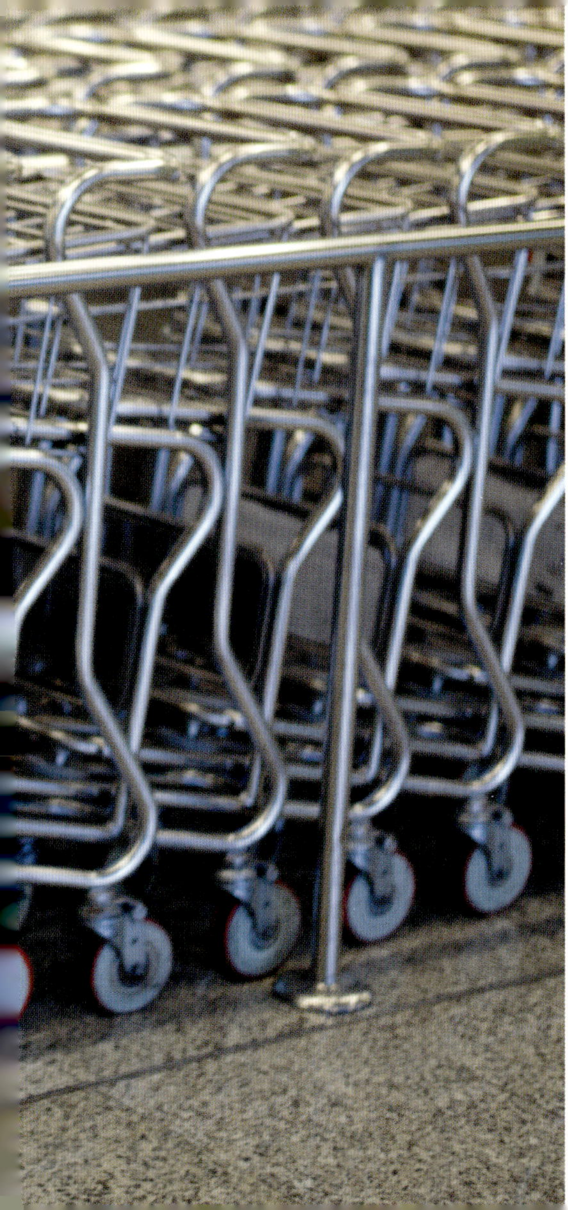

Variiert Glück von Land zu Land?
Ich nehms mal an oder warum
kommen Menschen sonst unter
drohendem Tod in Booten
geflohen, wenn nicht, weil sie
aufs „Glücklichwerden" hoffen?

Wie kann es sein, dass
man offensichtlich Glück
verschenken, aber dennoch
nicht greifen kann mit Händen
oder begreifen durch Drehen
und Wenden, Analysieren und
Nachdenken?

Vielleicht scheint Glück deshalb oft so weit entfernt, weil wir für unseren Teil das Staunen fast verlernten?

Und wo unsere Kinderaugen in jeder Wolke Wunder sahen, fehlt uns heut oft ganz und gar die Vokabel „wunderbar".

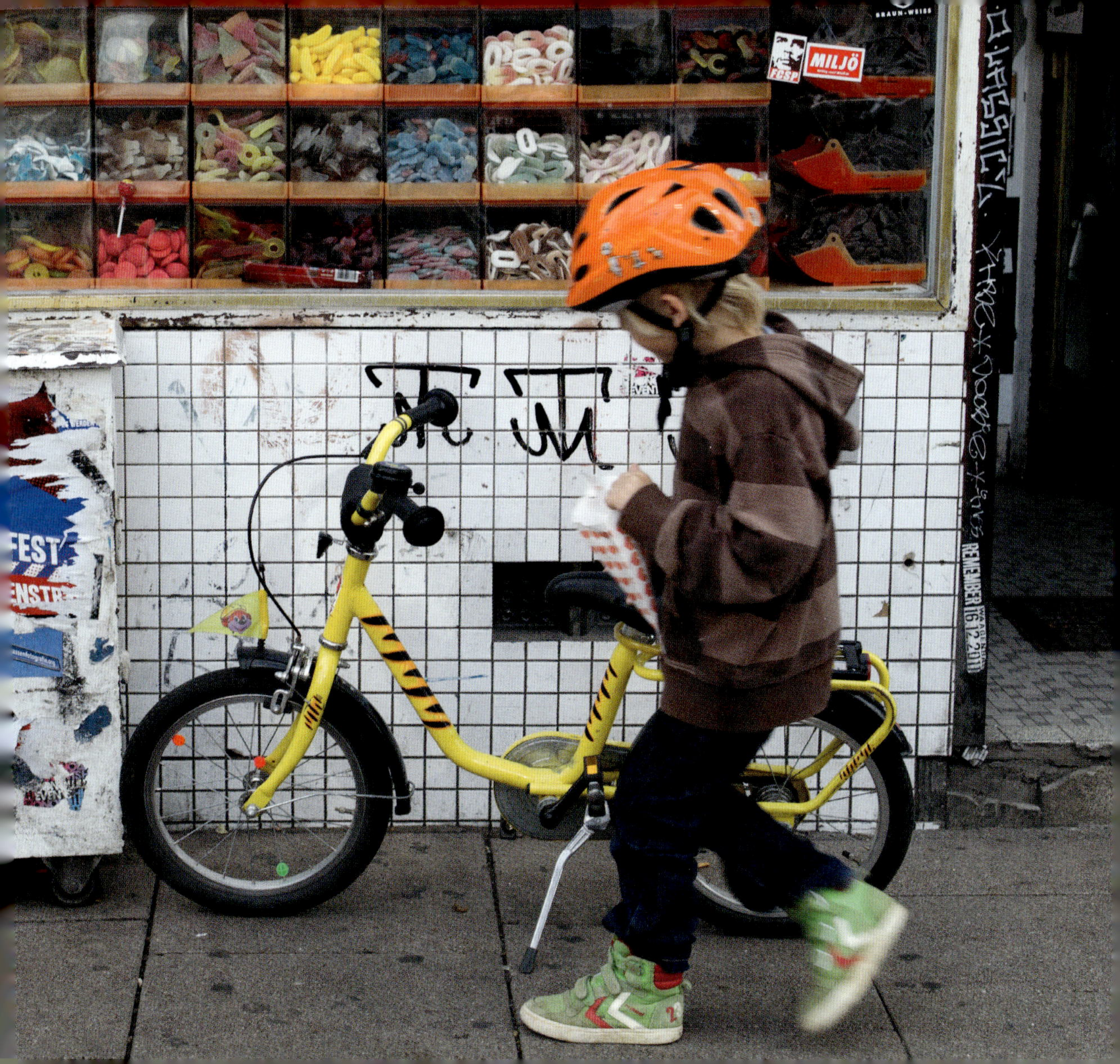
FCSP
MILJÖ
FEST
REMEMBER

Wir wünschen uns gegenseitig Glück
bei Geburtstagen und Hochzeitsfeiern,
wissen bisweilen selbst nicht richtig,
was wir meinen,
während wir die feinen Phrasen
runterleiern.

Herzlichen Glückwunsch!
So leicht gesagte Wörterkette,
doch wenn wir meinen, was wir sagen,
geht es tief wie Fundamente:

„Mit allem, was ich bin,
meinem Herz,
meiner Seele,
wünsche ich mir für dich,
dass du Glück erlebst im Leben!“

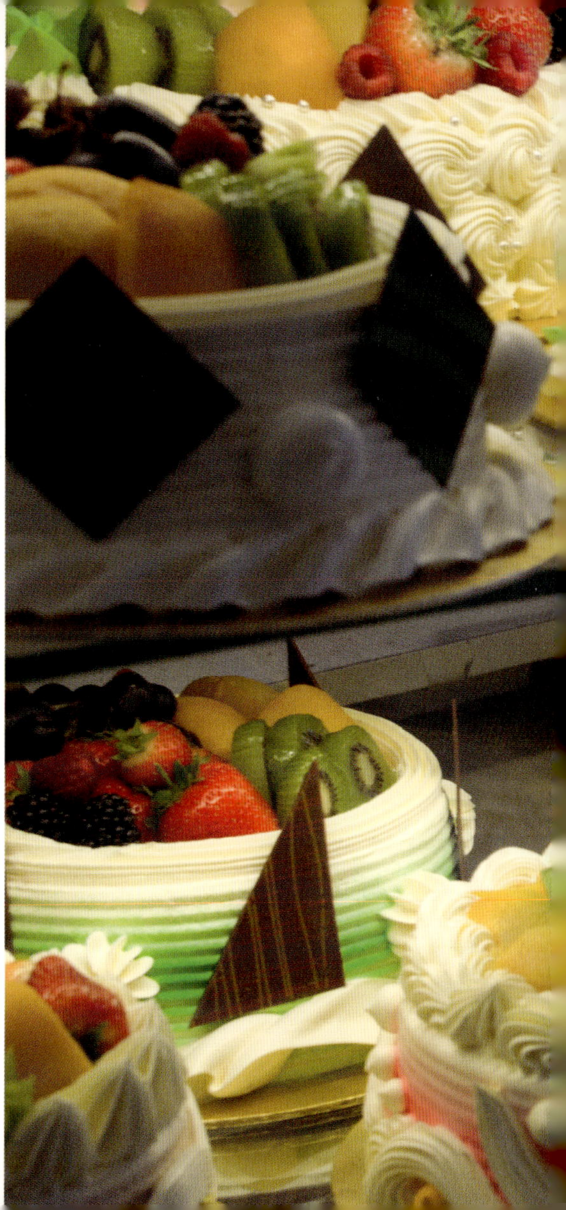

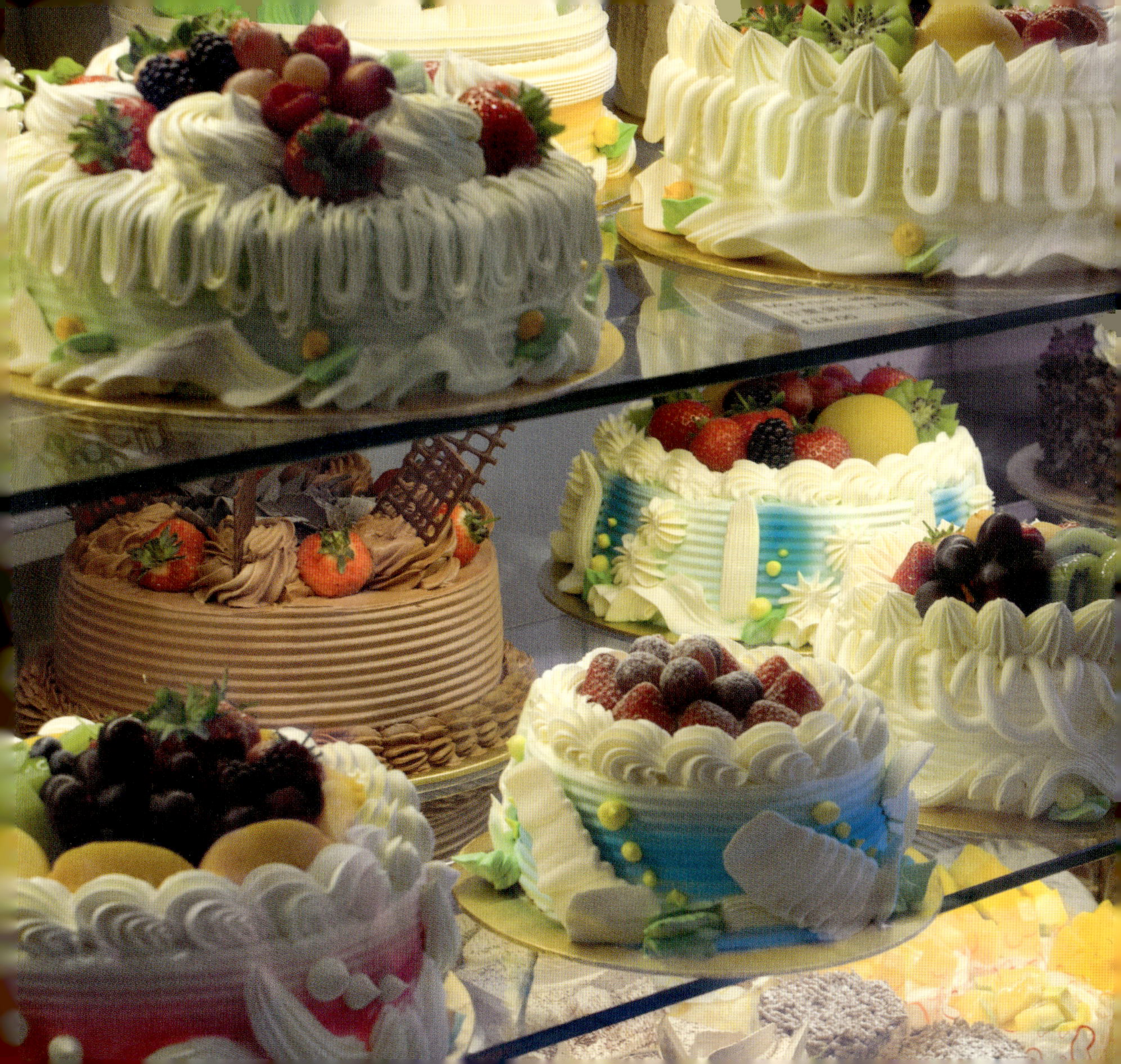

Weißt du, was Glück ist? Und liegt die Antwort hierauf vielleicht in der Antwort auf die Frage, was macht dich eigentlich glücklich?

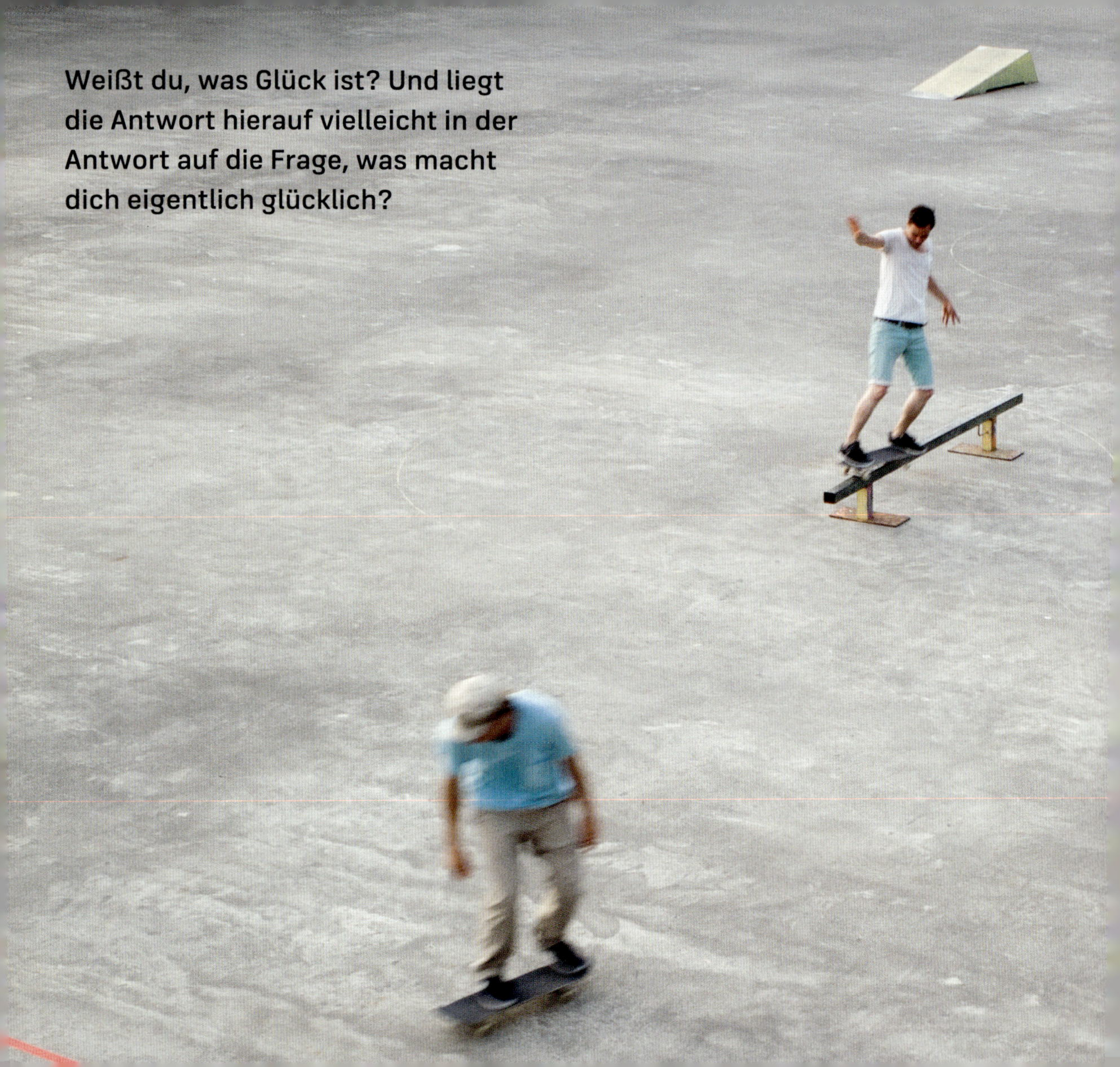

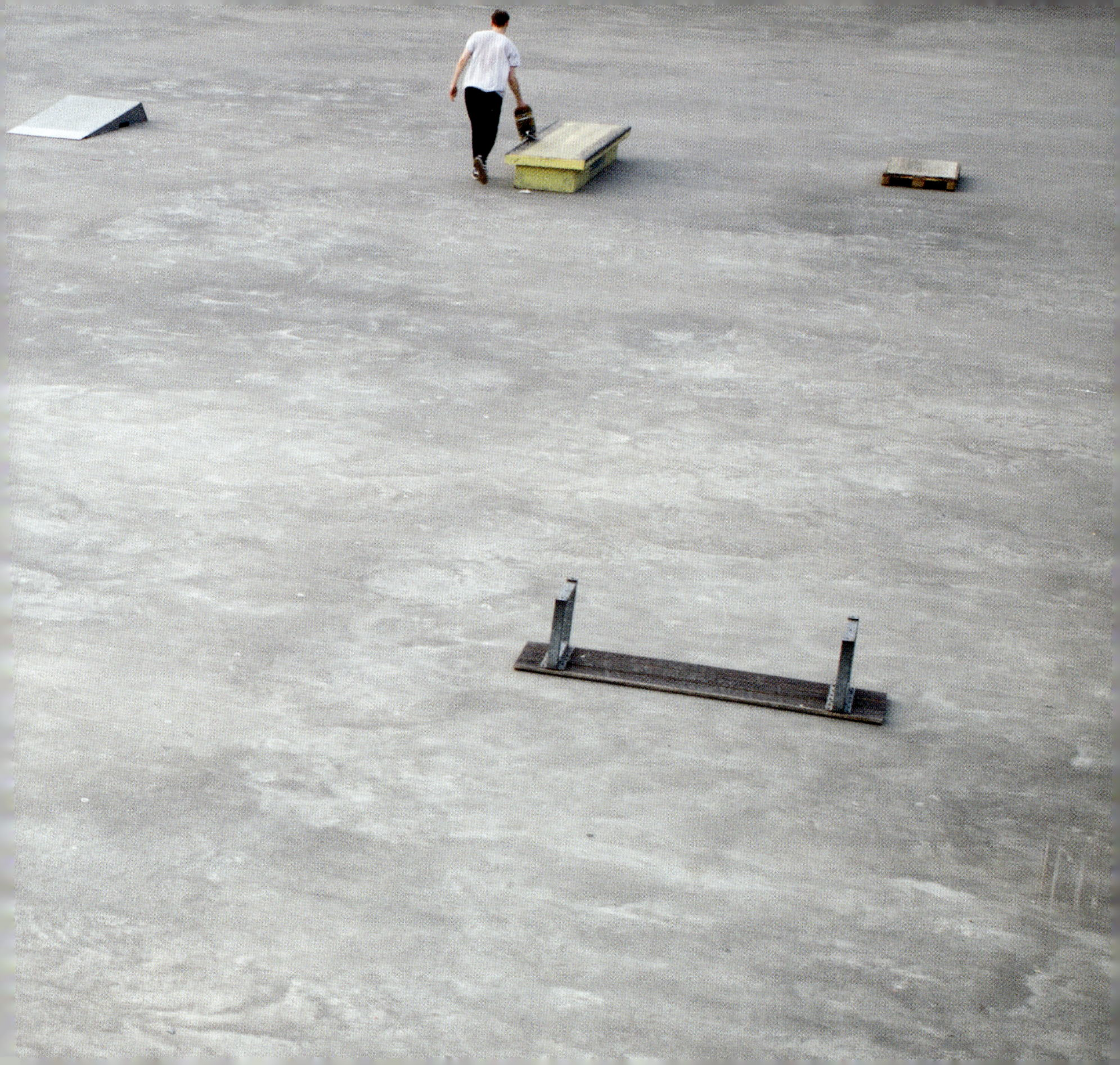

Aber was macht dich glücklich?

Vielleicht tanzen im Regen,
sodass Alltagsprobleme verstummen,
als hättest du gedreht am Lebenslautstärkeregler?

Einfach nur nicht traurig sein,
oder dass dich jemand braucht vielleicht?

Die Idee einmal ne Braut zu sein,
oder „ich nenn dieses Zuhause mein“?

Vielleicht auch nur nicht ganz allein
und Freund für jemanden zu sein,
weil Freude sich paradoxerweise verdoppelt,
wenn man sie teilt?

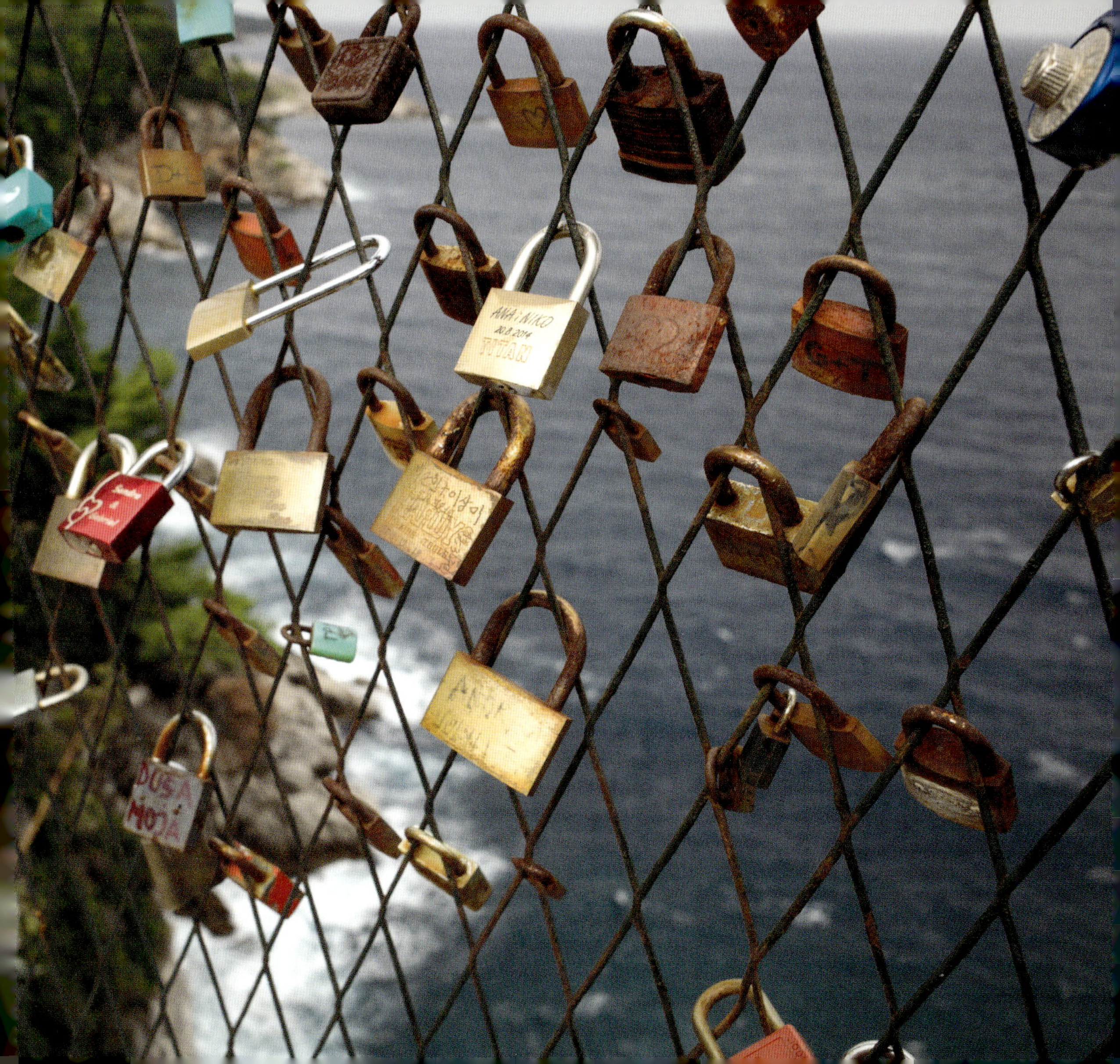
ANA i NIKO
20.8.2014
TITAN

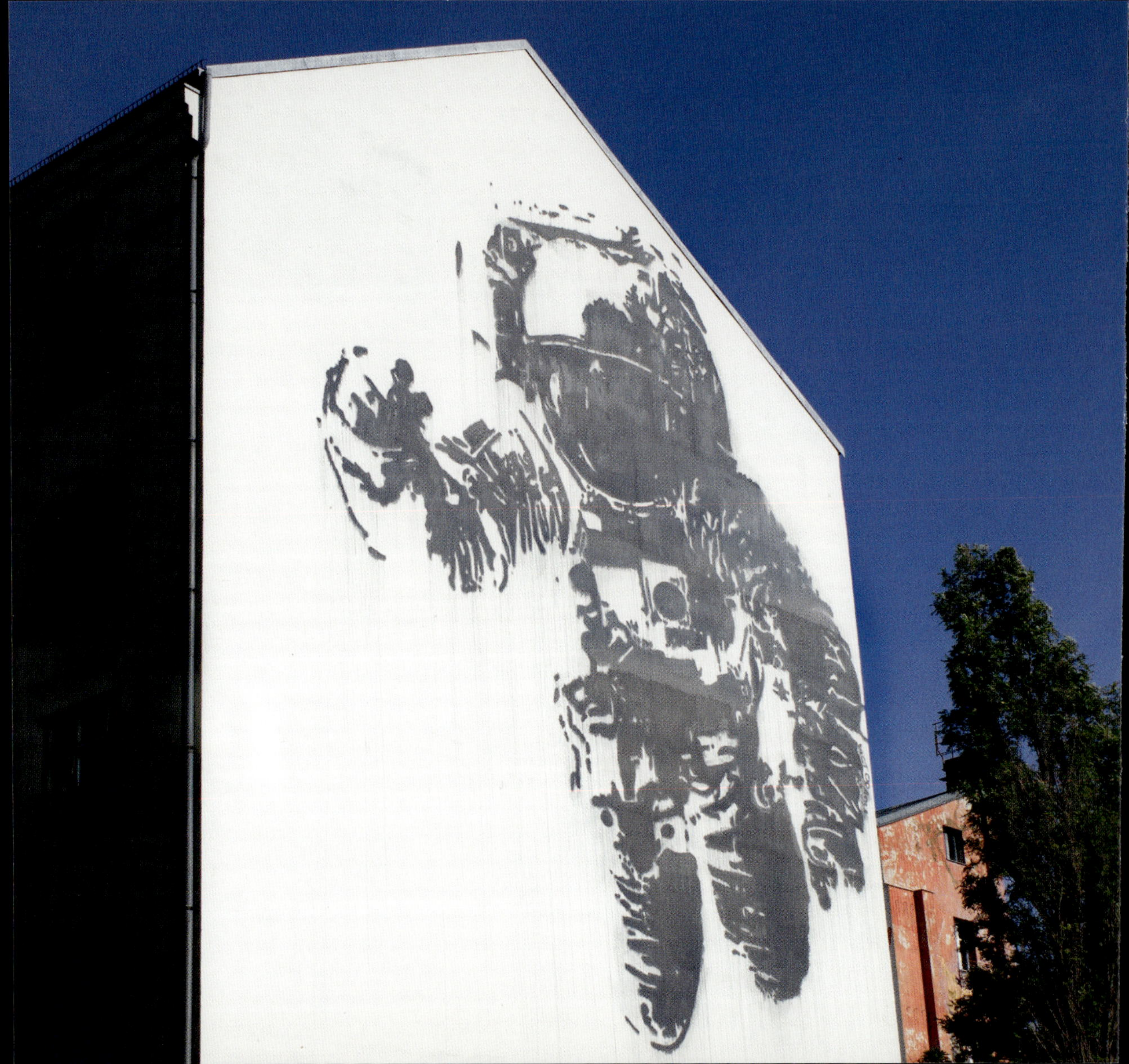

Glücksmomentmathematik,
die der Logik widerspricht
und dabei doch in sich
universell gültig ist.

Für manche ist
zwischen Glück und Familie
ein Gleichheitszeichen.

Für andere ist es,
mit geliehenen Flügeln
über Wolkenweiten
in grenzenlose Freiheit zu gleiten.

Möglicherweise
besteht Glück
auch einfach in
der Erfahrung,
Glücksmomente
zu teilen.

Oder die Summe
von all dem.

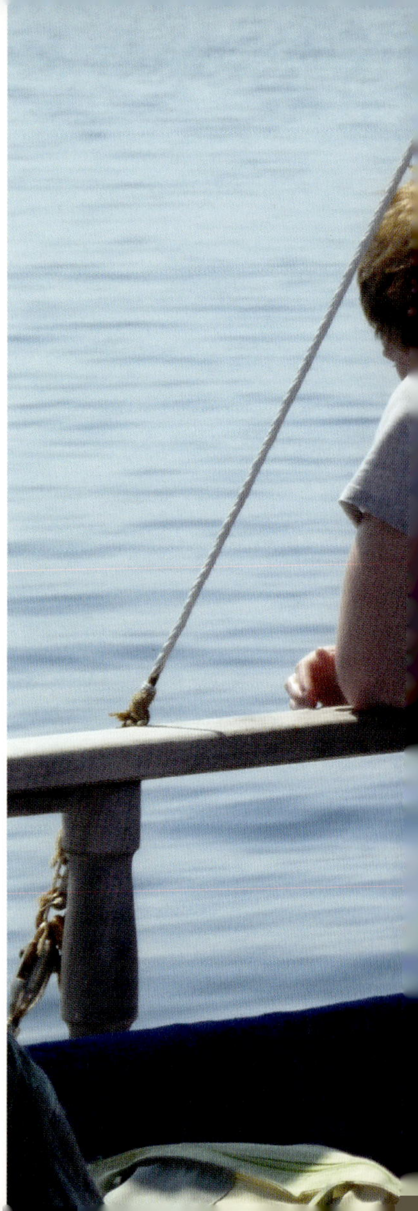

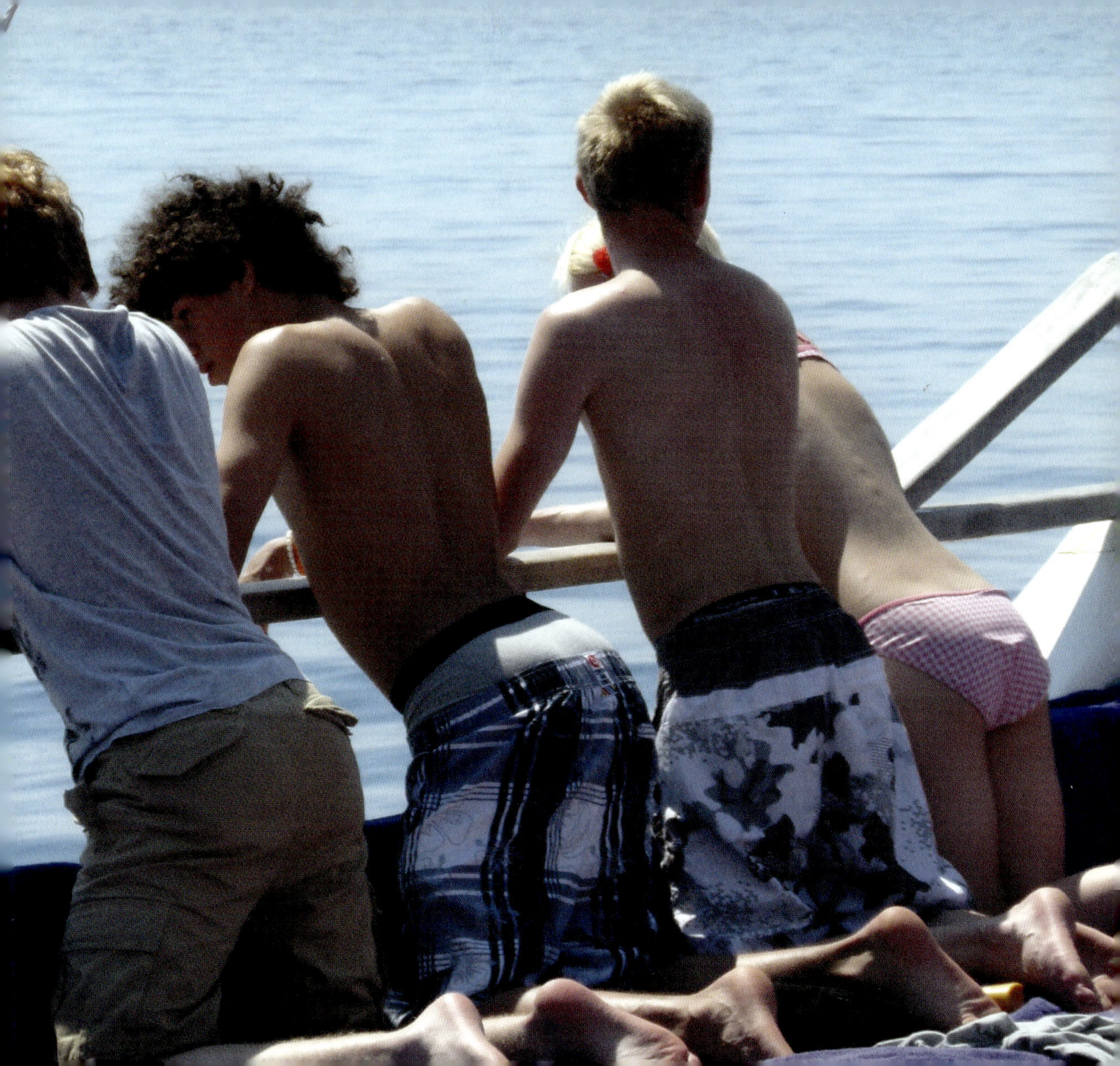

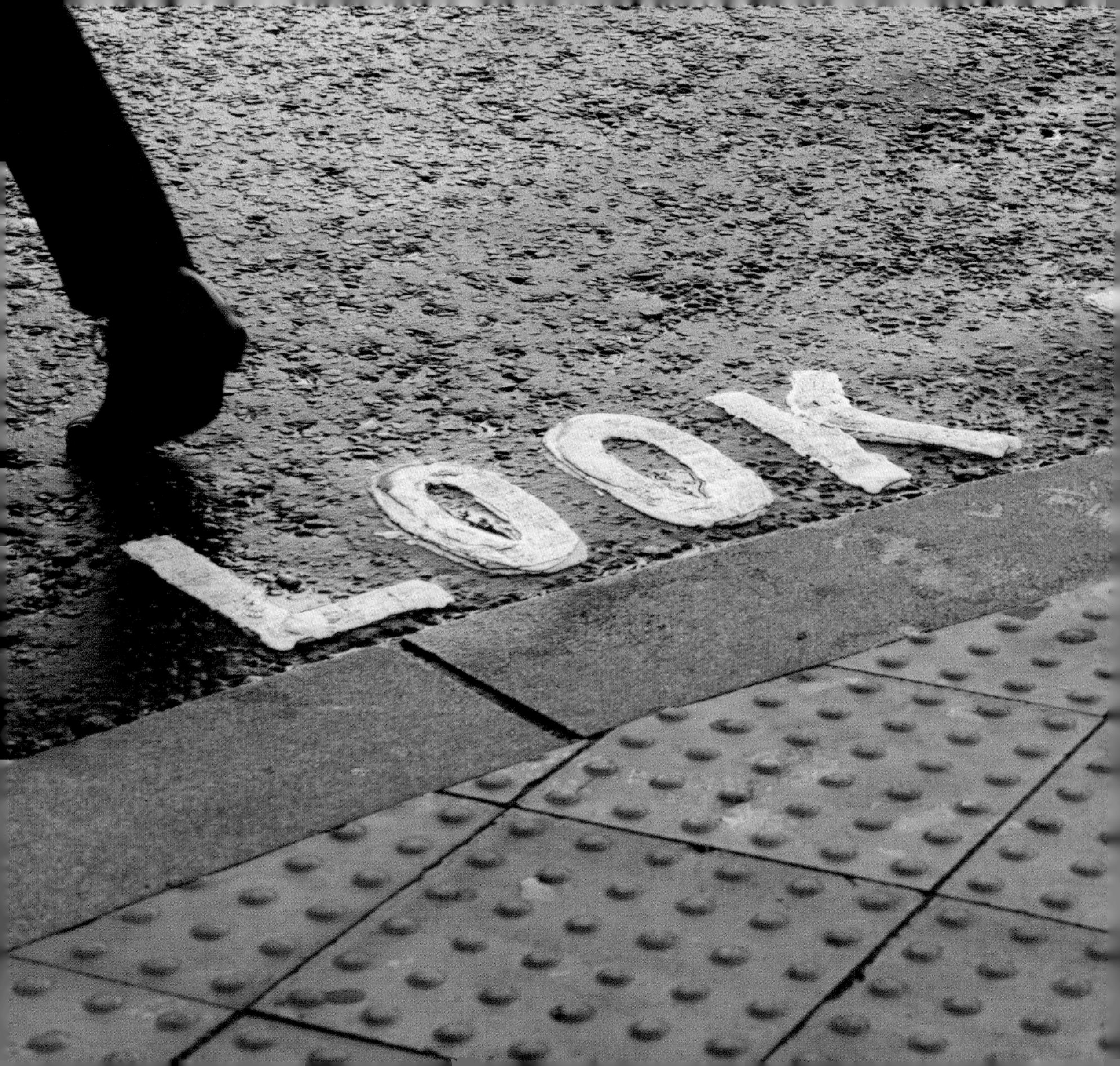
LOOK

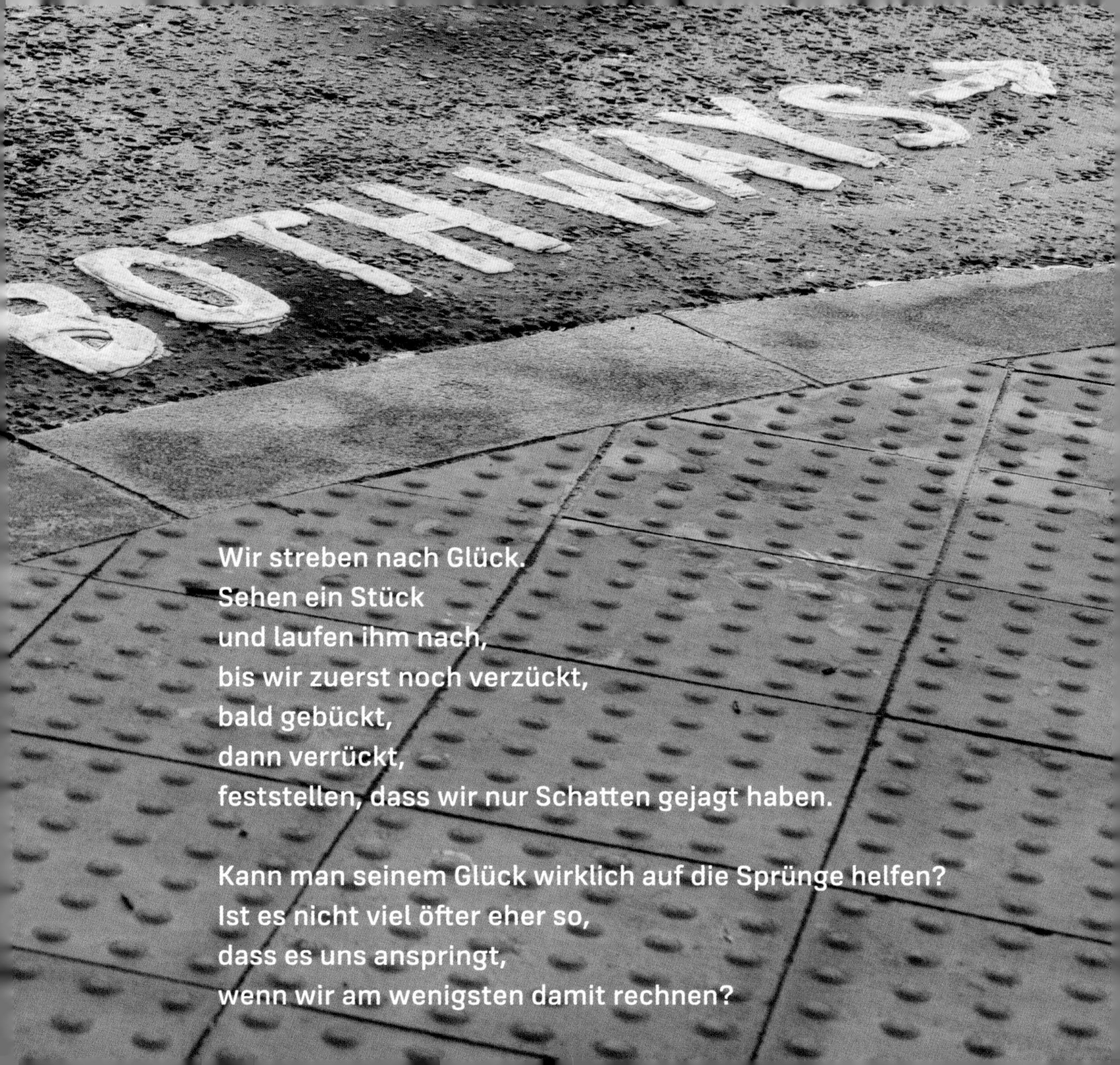

Wir streben nach Glück.
Sehen ein Stück
und laufen ihm nach,
bis wir zuerst noch verzückt,
bald gebückt,
dann verrückt,
feststellen, dass wir nur Schatten gejagt haben.

Kann man seinem Glück wirklich auf die Sprünge helfen?
Ist es nicht viel öfter eher so,
dass es uns anspringt,
wenn wir am wenigsten damit rechnen?

Und egal, wie laut sie auch
proklamieren,
dass ich glücklich werde,
sobald ich nur
probiere,
konsumiere,
was sie mir anbieten,
glaub ich –
in Glück lässt sich nicht
investieren –
mit Geld oder Wertpapieren.

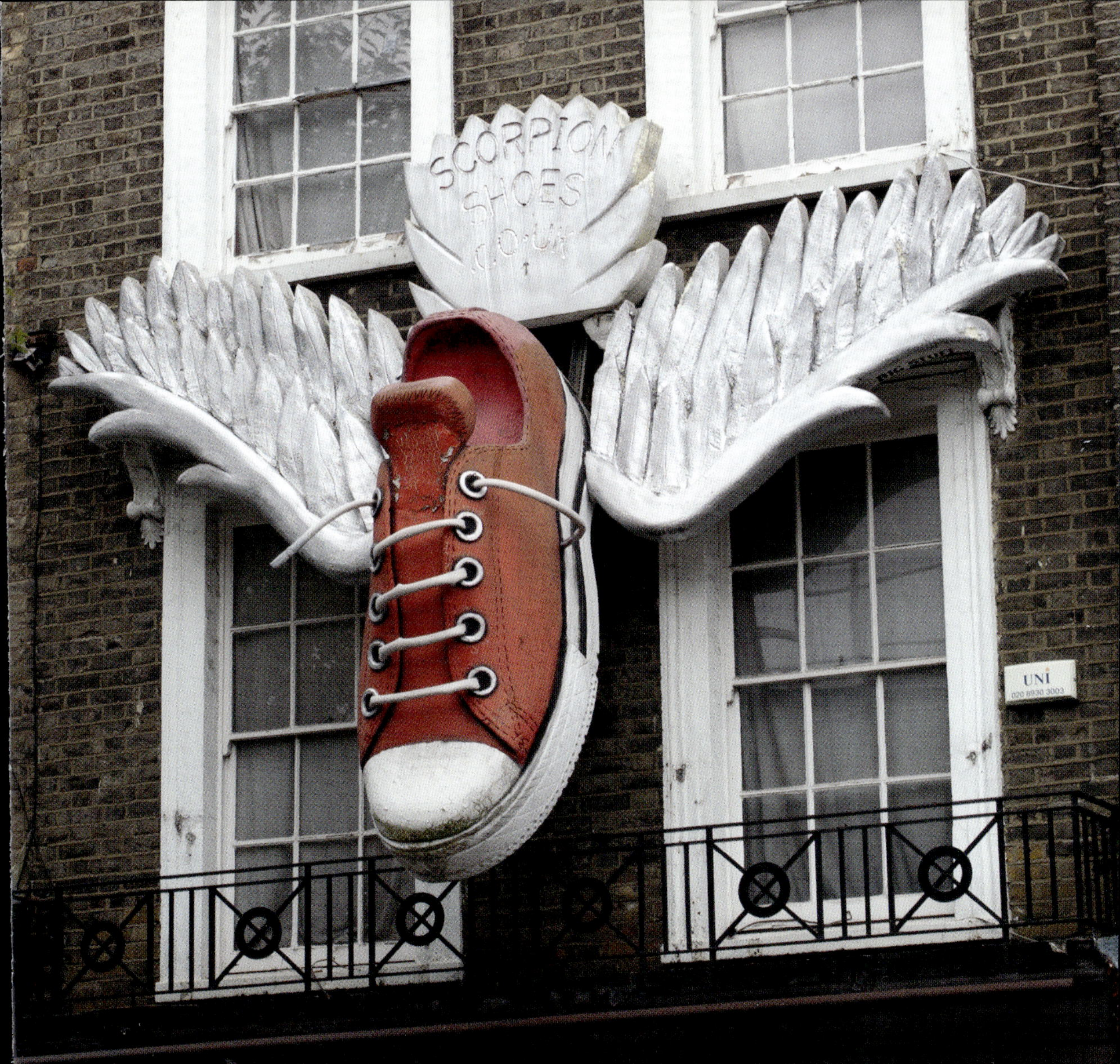
SCORPION
SHOES
.CO.UK
UNI
020 8930 3003

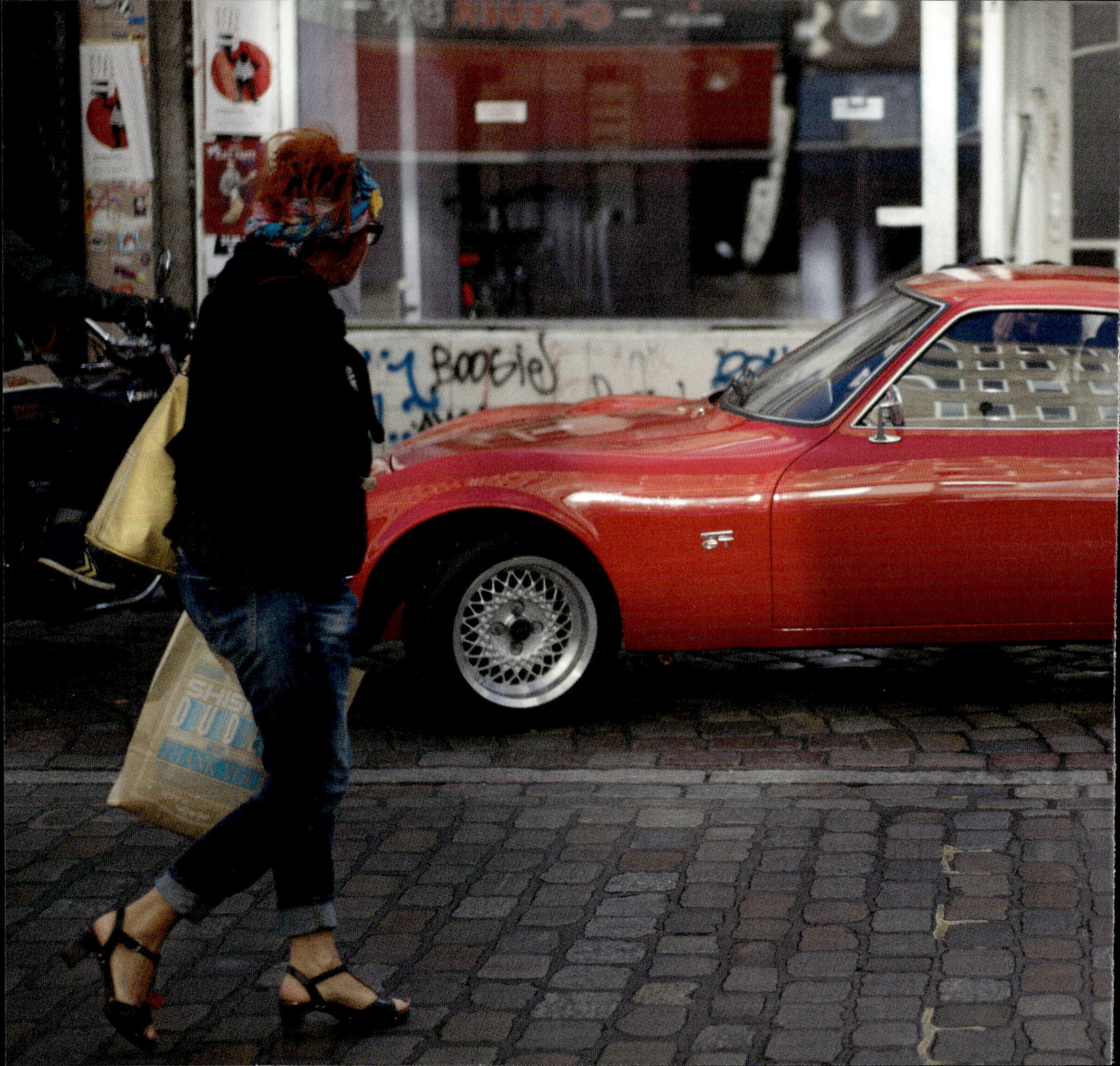
Boogie
GT

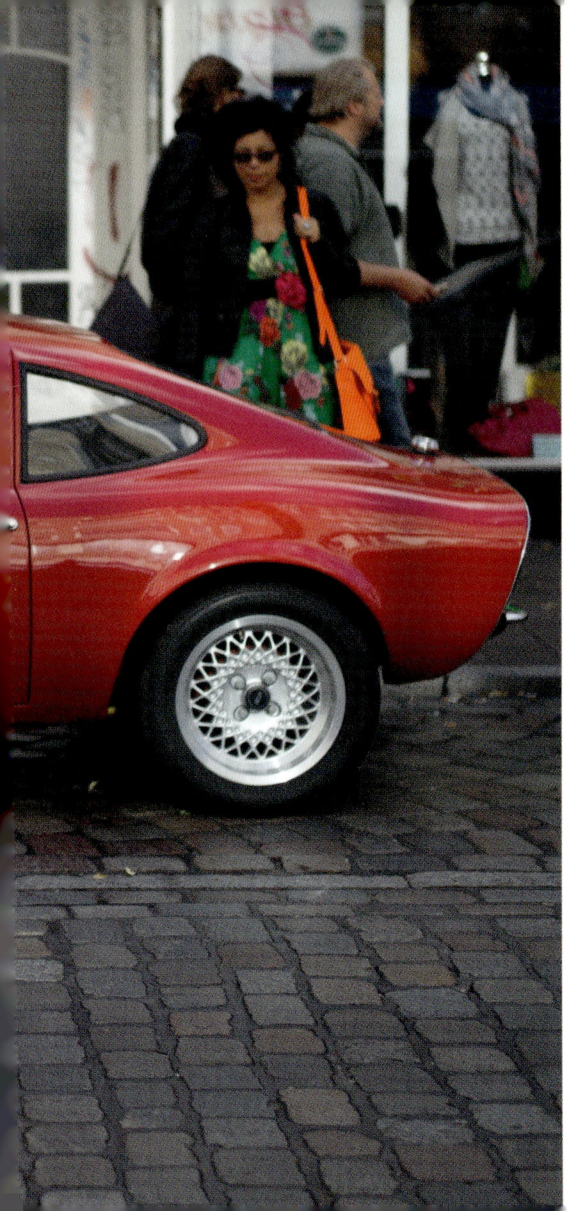

Wunschlos glücklich?
Wunschlos oder glücklich?
Wunschlos und glücklich?
Oder wunschlos unglücklich?
Und fast fürcht ich,
das Unglück ist,
dass ich oft selbst nicht weiß,
was ich eigentlich will,
was ich zu brauchen glaube,
um glücklich zu sein.

Ist Glück die Summe meiner
abgehakten Wunschzettel,
oder eher doch der Zustand
tiefer Zufriedenheit,
sodass ich gar keinen Wunsch hätte?

Glück lässt sich nicht pflücken
und trocknen,
Glück ist viel zu fragil.
Es vertrocknet und welkt,
wenn du es abpflückst am Stiel.

Glück lässt sich nicht an-
und auch nur schwer in Worte fassen,
und doch erkennt jeder es sofort
wie den Geruch
von frisch gefüllten Kaffeetassen.

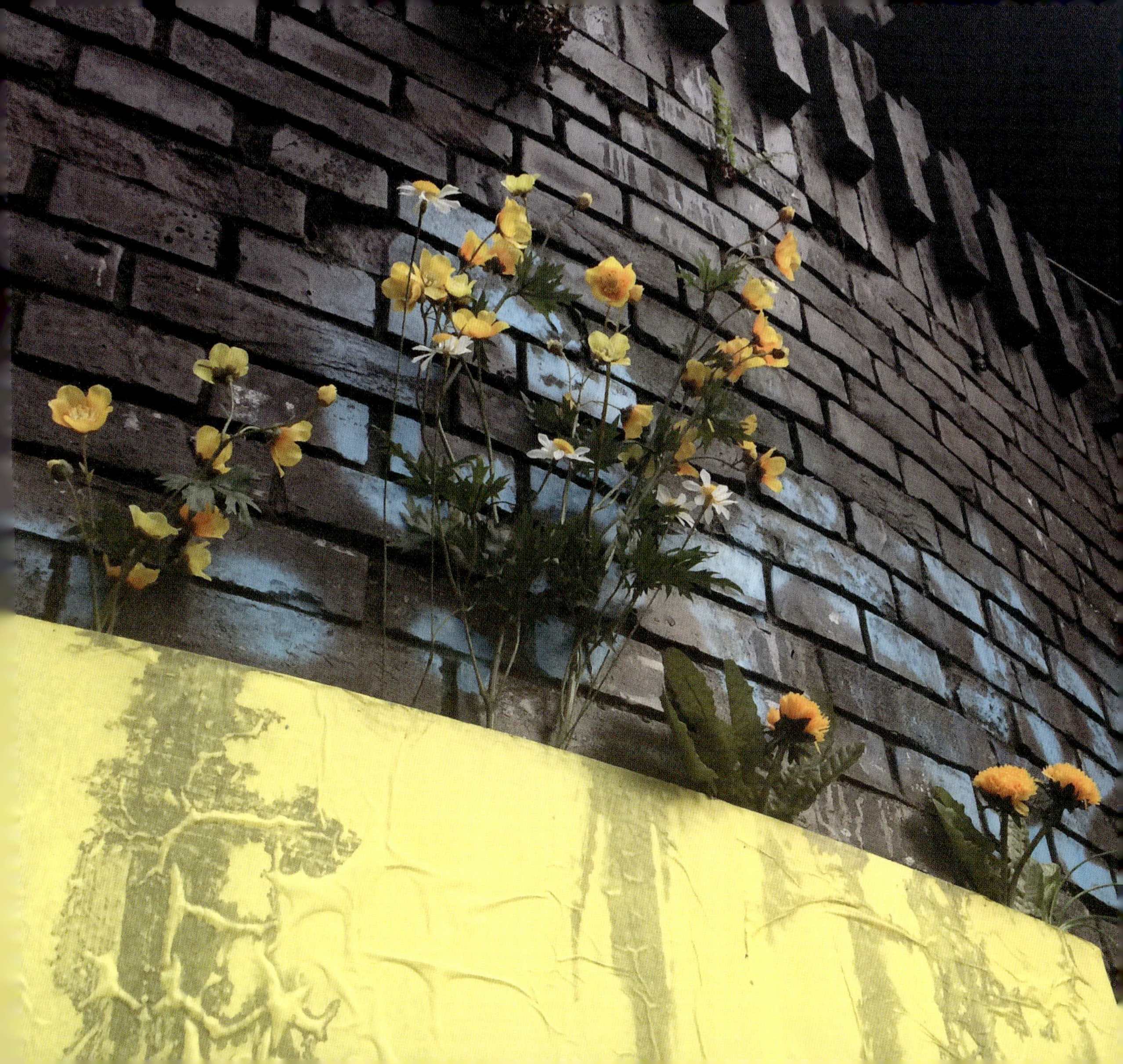

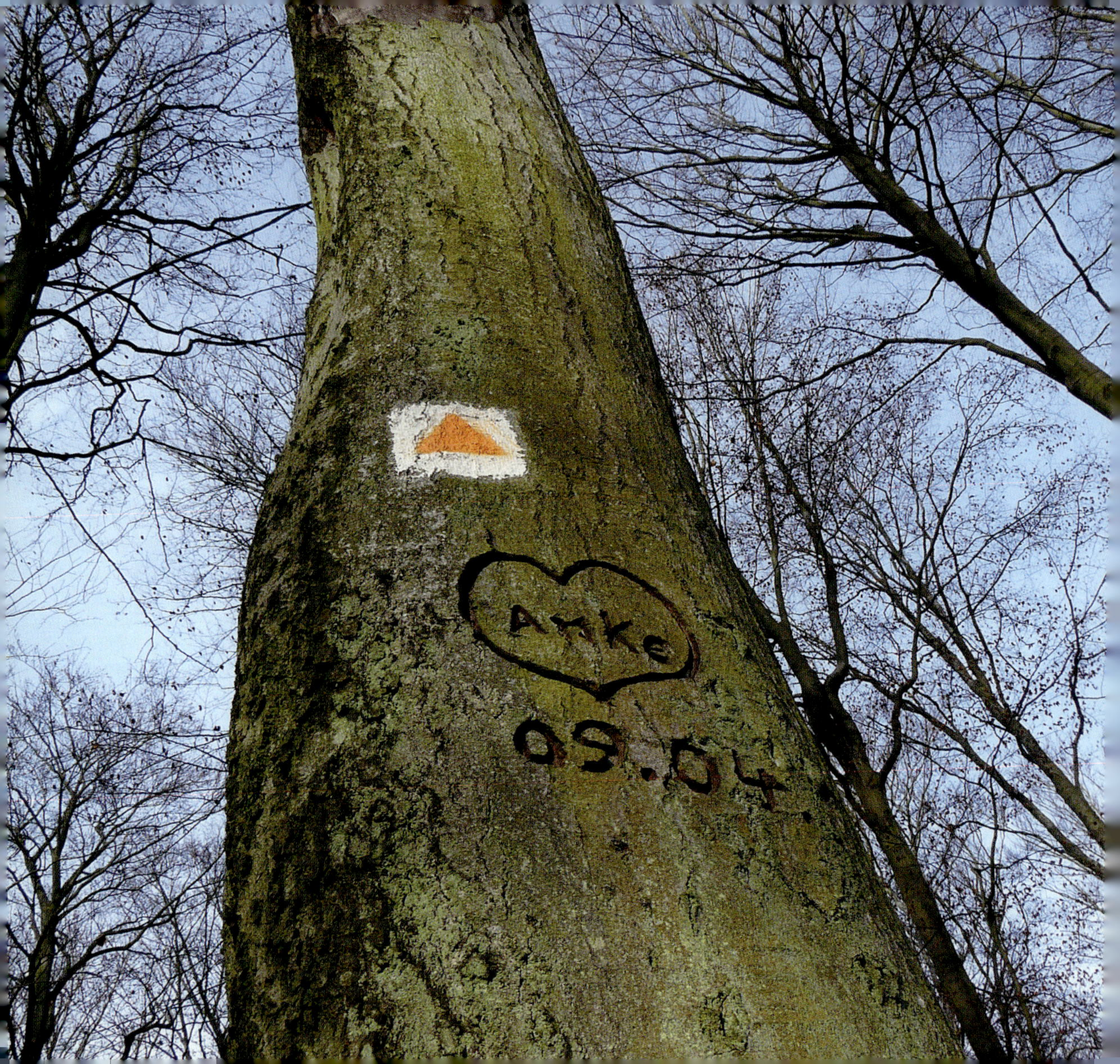
Anke
09.04

Glück wächst so oft, wie ein Baum,
über mich selbst hinaus.
Denn beim Durchforsten meines Glücksmomente-
Fotoarchivs
bin ich auf keinem Bild allein zu sehn.

Und vielleicht
backe und packe ich dir in der Weihnachtszeit
ein paar Glückskekse,
wer weiß,
füll sie mit meinen eigenen Worten,
und stell mir vor, wenn du sie liest,
wirst du, berührt von meinen kleinen Zeilen
auch ein bisschen glücklich sein.

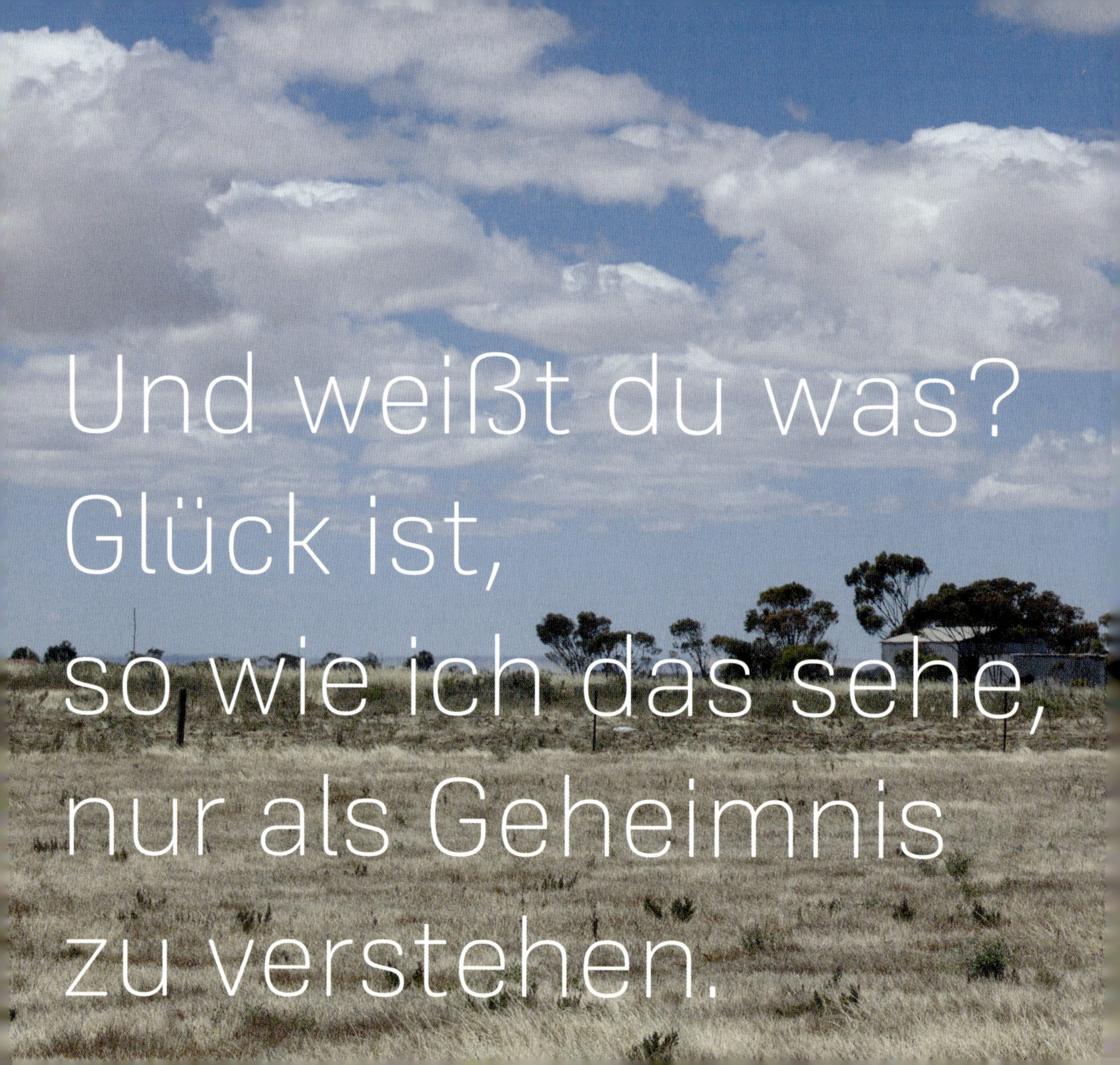
Und weißt du was?
Glück ist,
so wie ich das sehe,
nur als Geheimnis
zu verstehen.

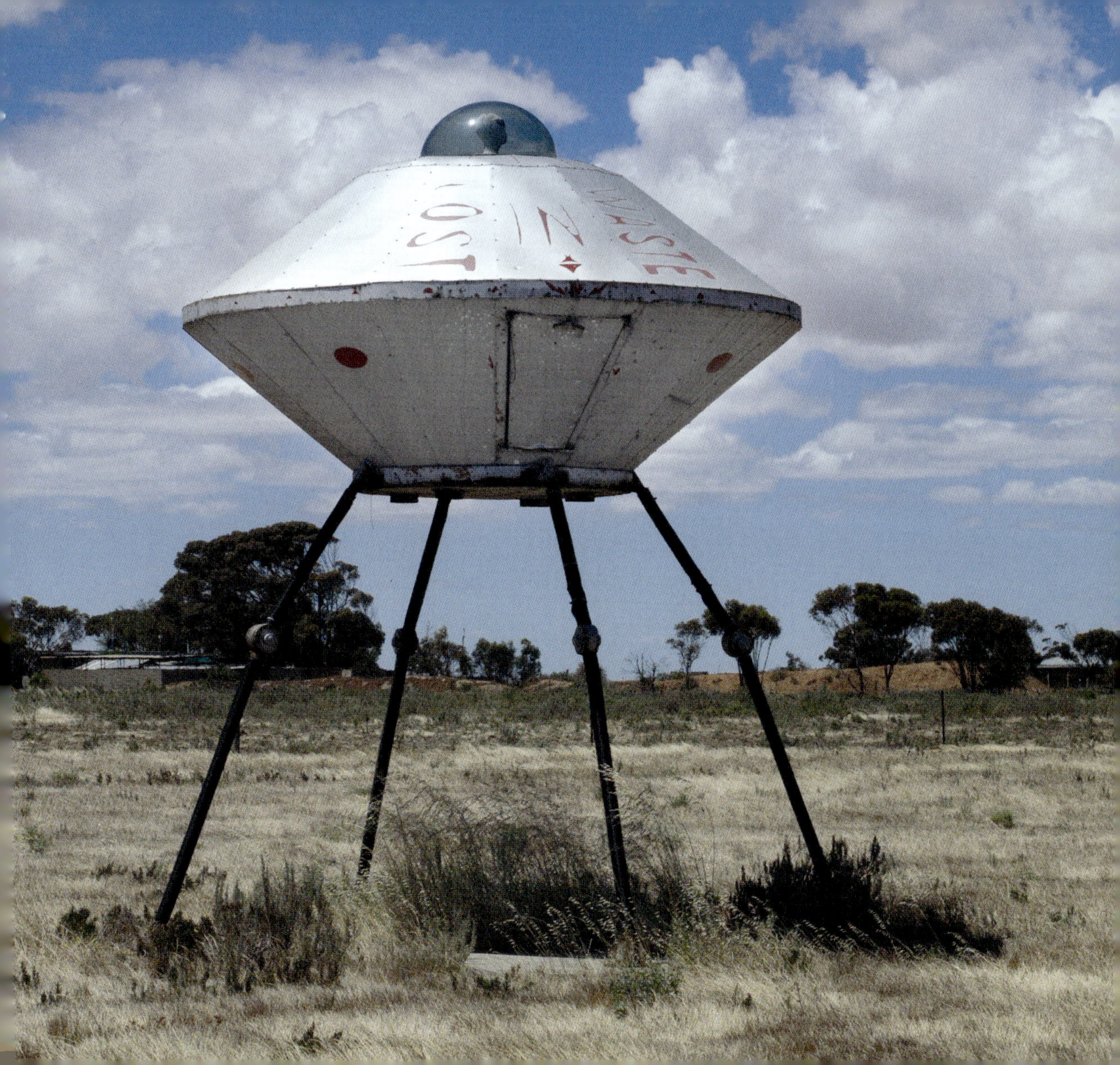

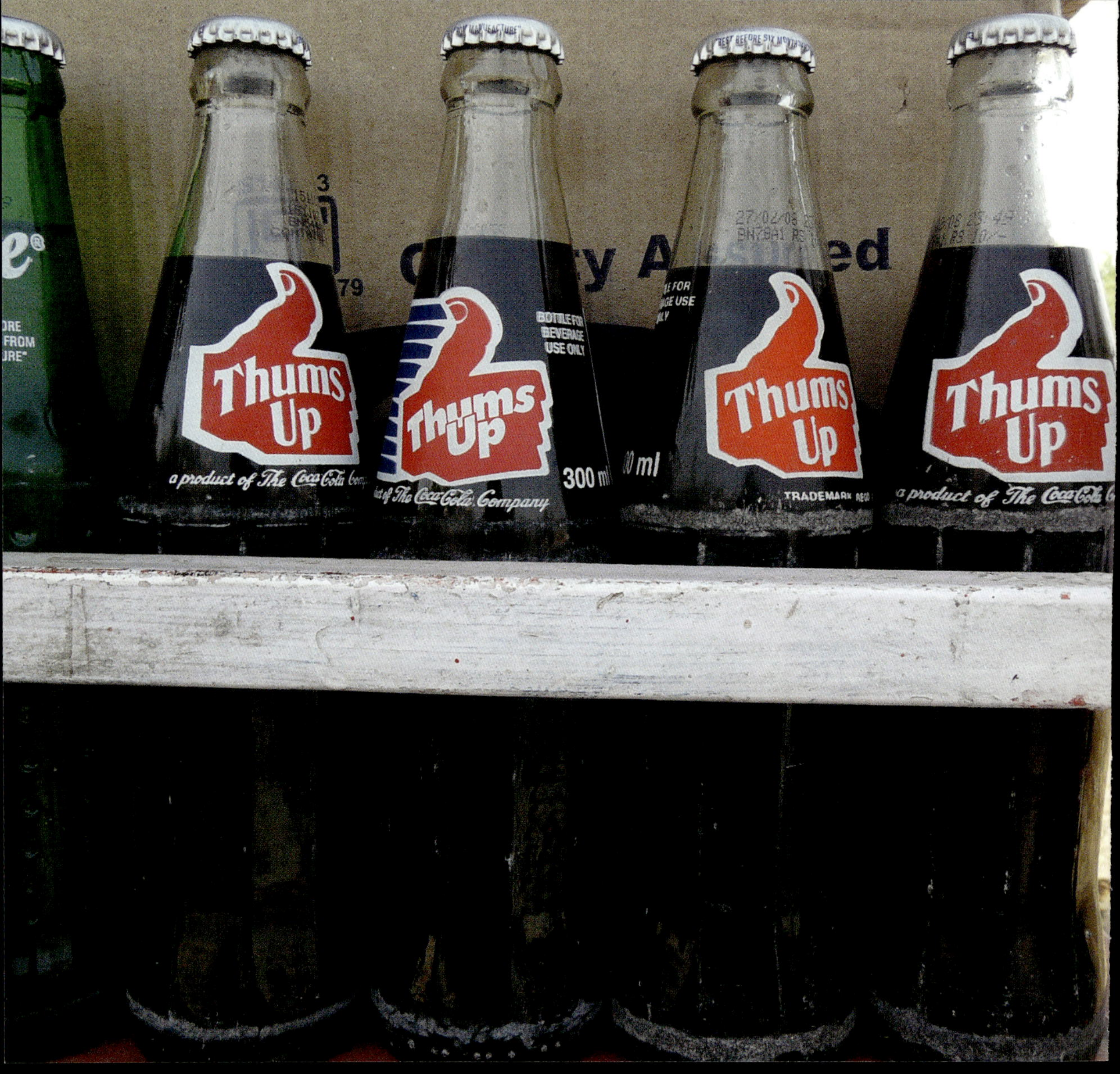
Thums Up
a product of The Coca-Cola
Thums Up
BOTTLE FOR BEVERAGE USE ONLY
300 ml
The Coca-Cola Company
Thums Up
Thums Up
a product of The Coca-Cola

Ich verstehe, was du sagst,
wenn du meinst, es war perfekt,
du hättest vor Glück geweint,
aber das, was du mir begeistert zeigst,
geht weit über das hinaus,
was ich begreif
und was die Hülse dieses Worts beschreibt.

Wie Wind, wie Melodien,
wie Wärme, wie Freundschaft,
wie die Liebe,
überzeugt, dass sie existieren,
obwohl nicht mit dem Auge zu sehen.
Wie Freude, wie Begeisterung, wie Adrenalin,
... wie Gott?!

Und ganz schön paradox, dass er
und alle Eigenschaften von Glück
sich nicht teilen lassen.
Sodass ich am Ende nicht mal mehr weiß,
hab ich das eine oder den anderen gemeint
die ganze Zeit?

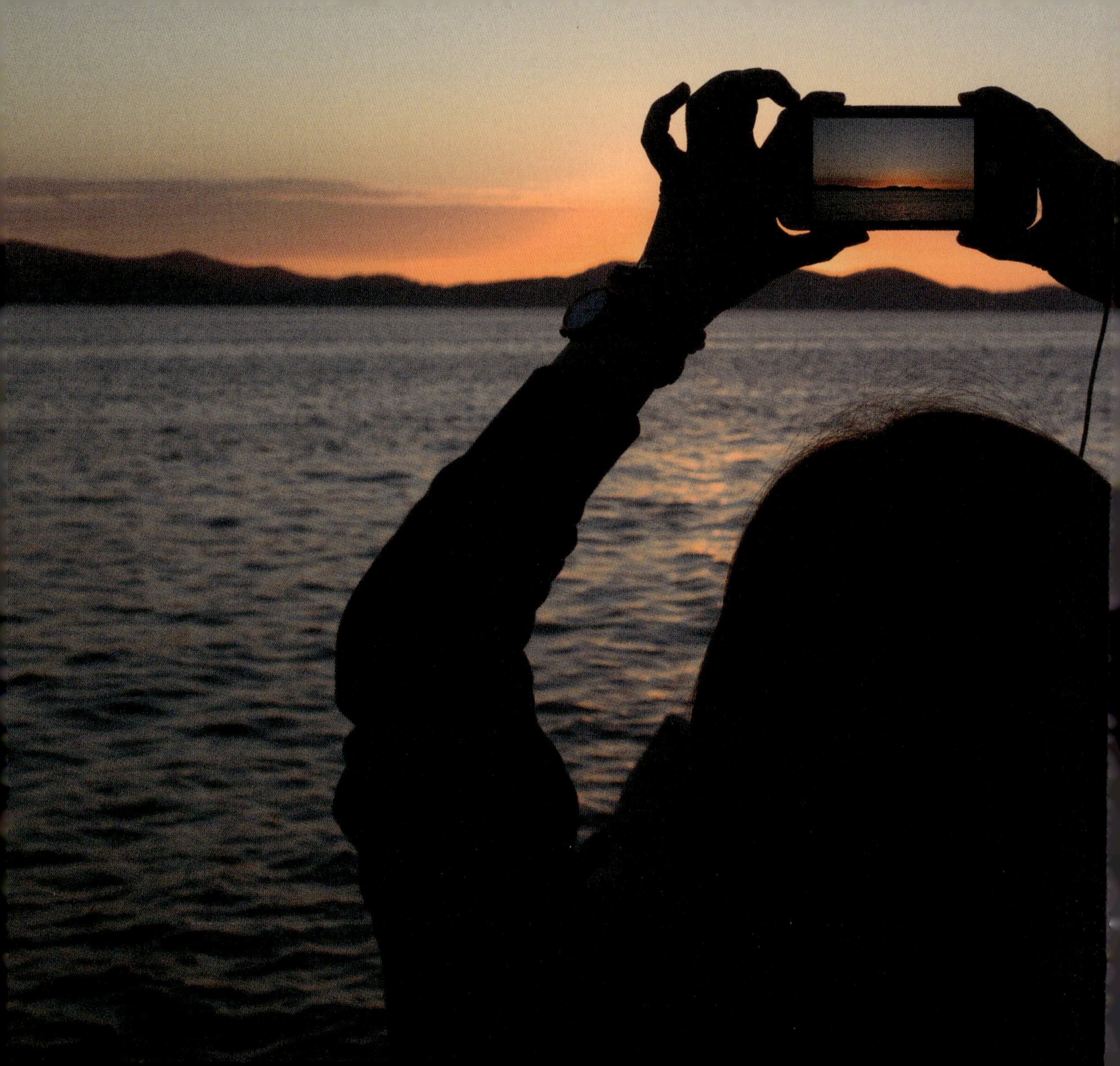

Nicht greif-, begreif- oder gar definierbar,
und trotzdem ganz sicher,
das, was damals passierte,
ist garantiert wahr.
Und gleichzeitig schwerer auszudrücken
als Wasser aus nem Stein in alten Märchenstücken.

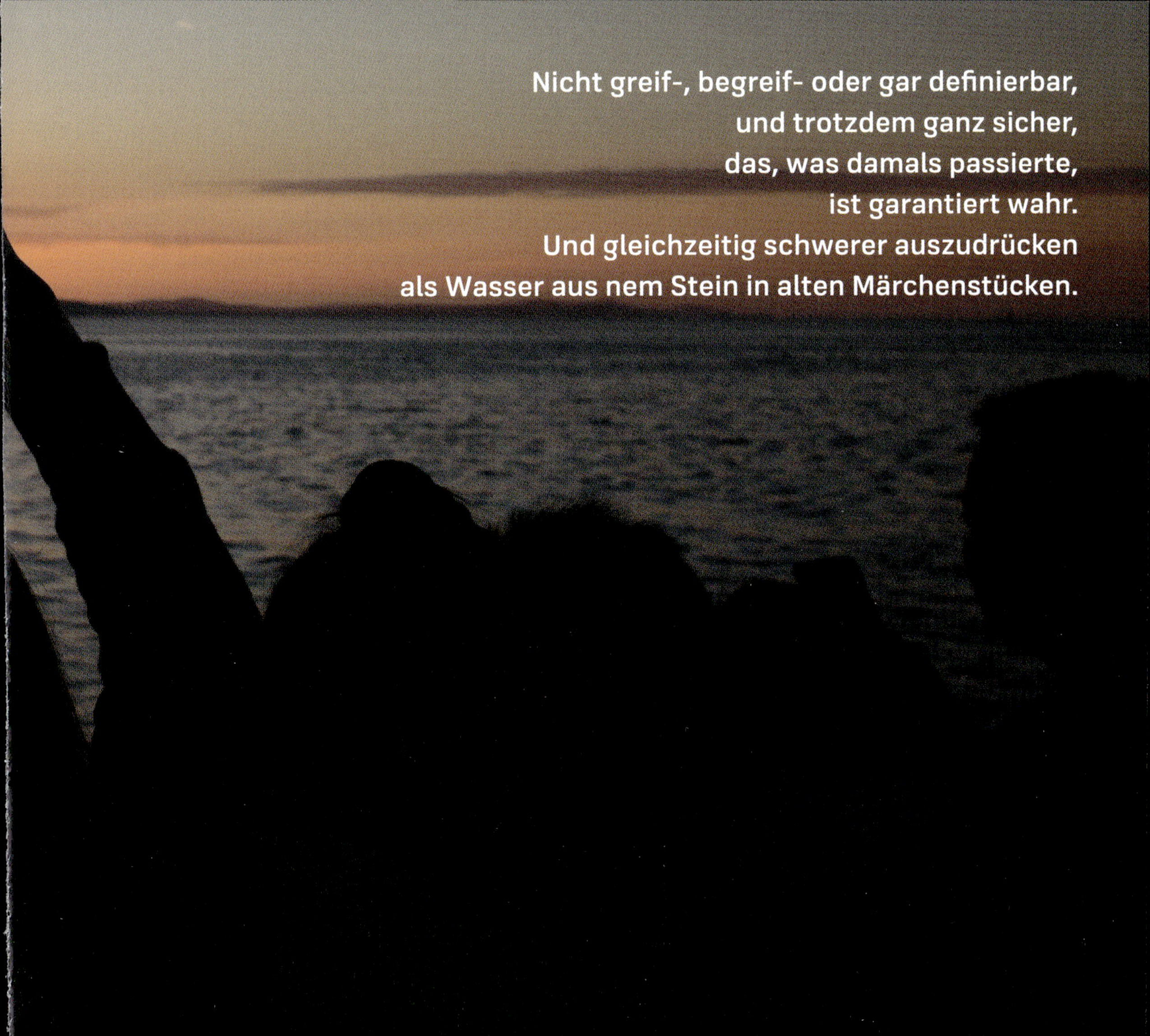

Vielleicht ist der Punkt
– wie auf Glückskäferrücken –
aber auch gar nicht so verkehrt,
dass ich eben nicht alles durchblicke,
nicht alles erklären,
beweisen und belegen kann,
und doch sind diese Dinge offenbar trotzdem da.

Und einzugestehn,
dass ich nicht alles verstehe,
fühlt sich genauso an,
wie klein vor nem Berg zu stehen
oder Galaxien zu sehen.
Und weißt du was?
Ich glaub, das ist O.K.

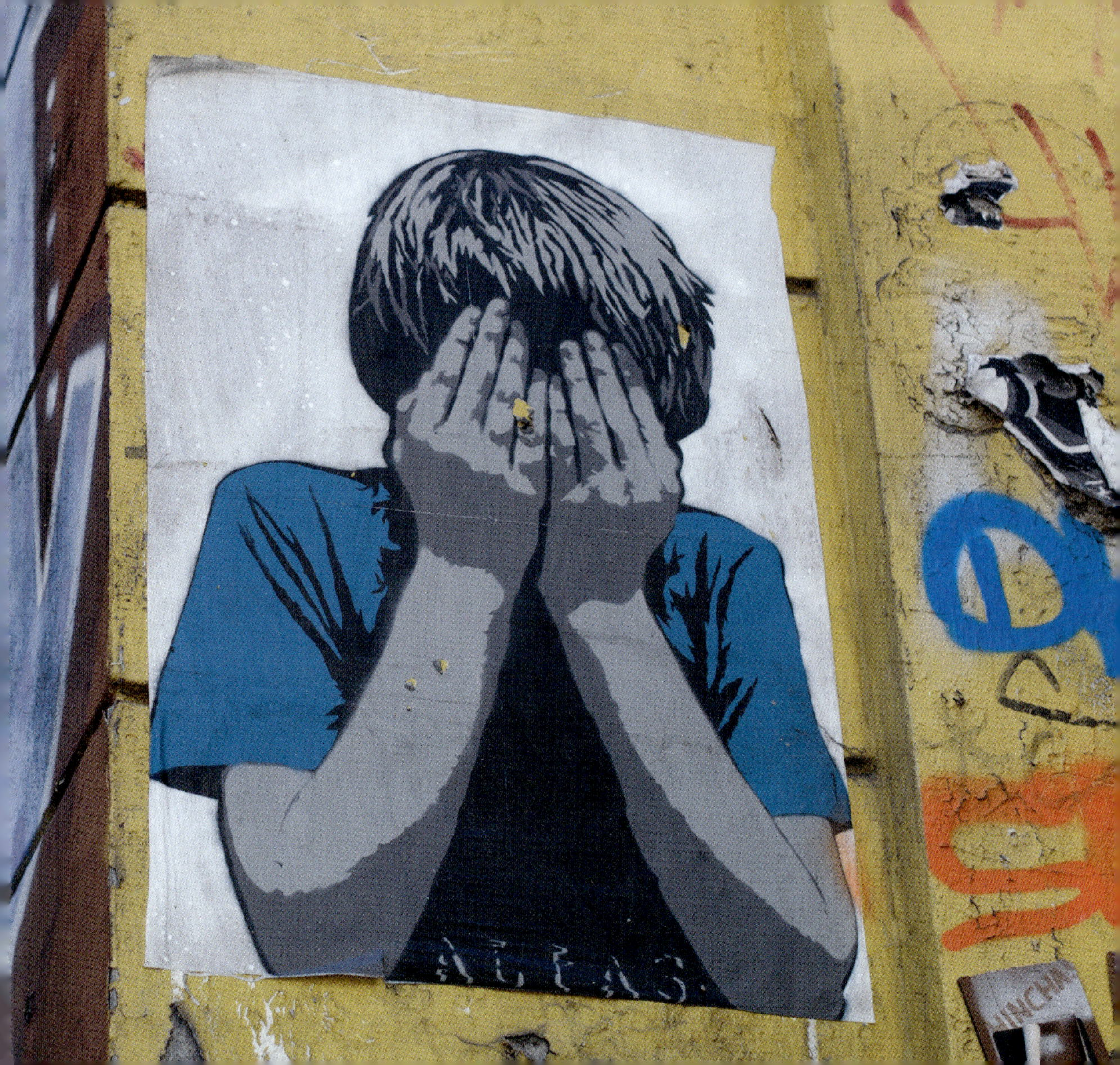
ALIAS.

Und wo wir schon von Galaxien reden,
Entfernungen von Sternen,
der Bewegung von Planeten –
da find ich es sogar beruhigend,
dass ich deren Architekt, den Ingenieur
meines eigenen Herzens,
nicht recht versteh.

Denn wer so komplex
alles in Bewegung setzt,
sprengt mit Sicherheit auch jeden Rahmen,
mit dem ich ihm aufzwängen will,
was mir selbst am besten gefällt.

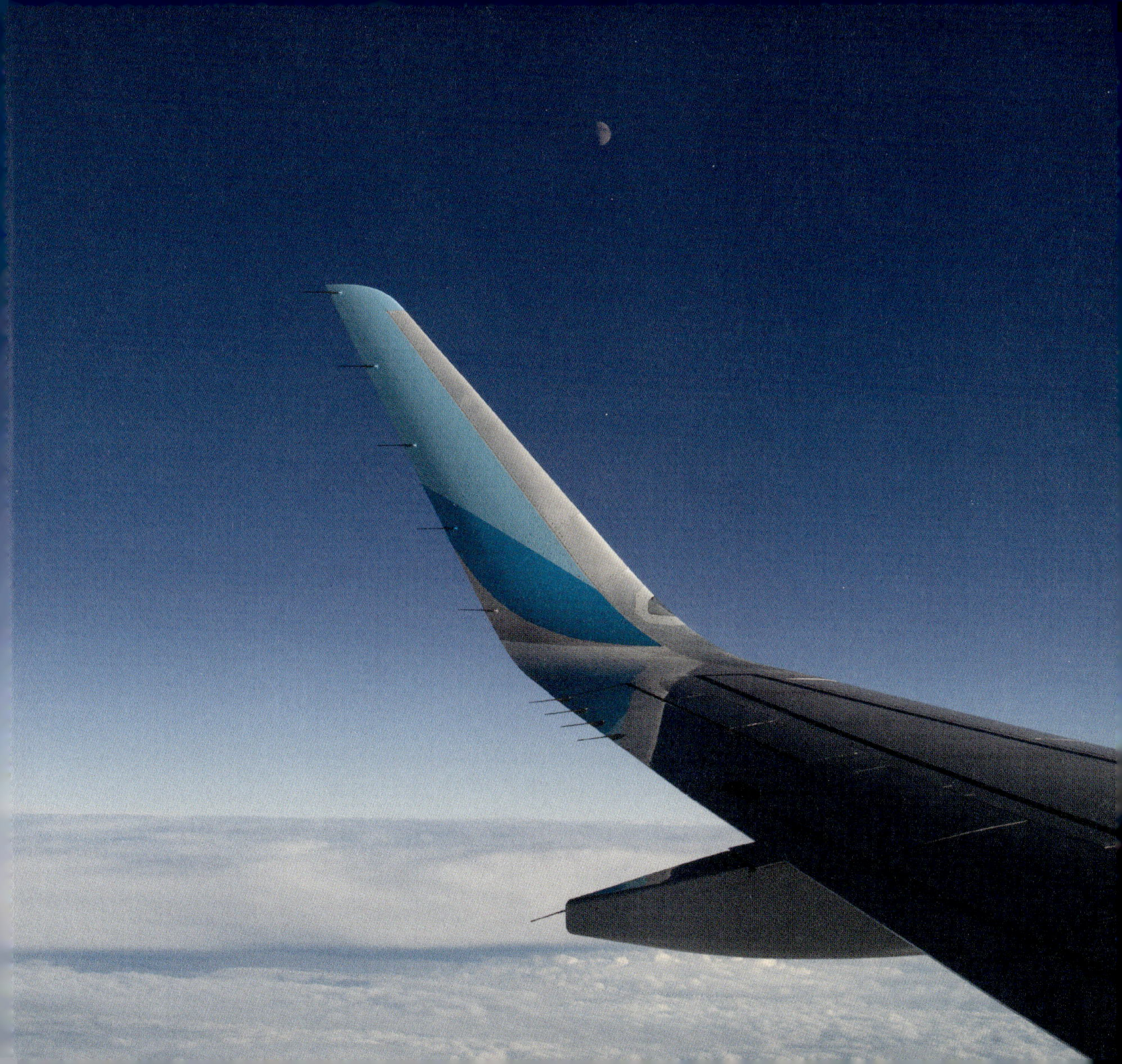

Doch bei so viel Geheimnis,
das, was mir bleibt, ist,
dass er sich zeigt. Ich
halt für wahrscheinlich,
dass mein Bild von ihm
zwar sicher zu klein ist, und
das, was ich mit dir teil, nur ein Teil ist
von der tatsächlichen Tiefe.
Doch dass er sich verletzlich zeigt –
wie ein Schreiber von Liebesbriefen.

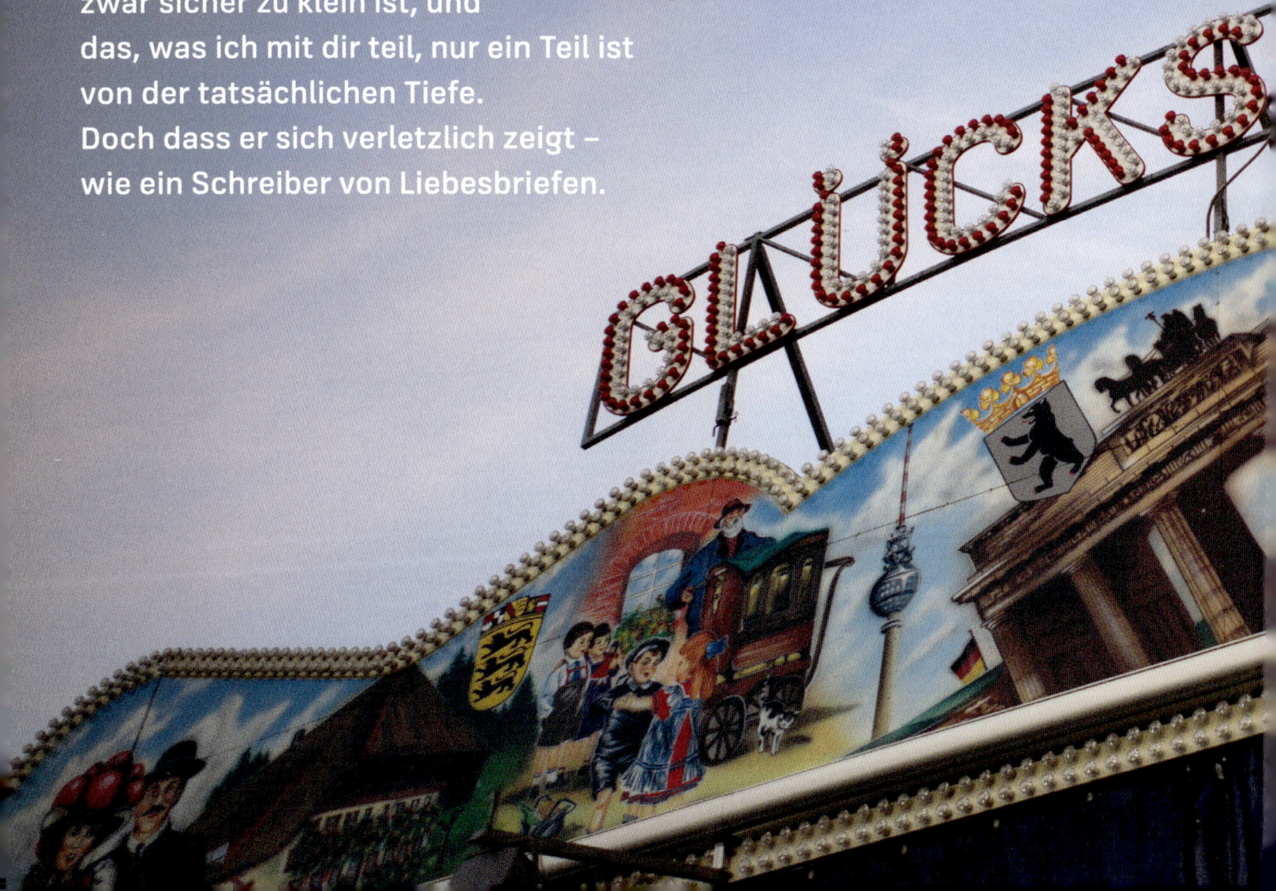

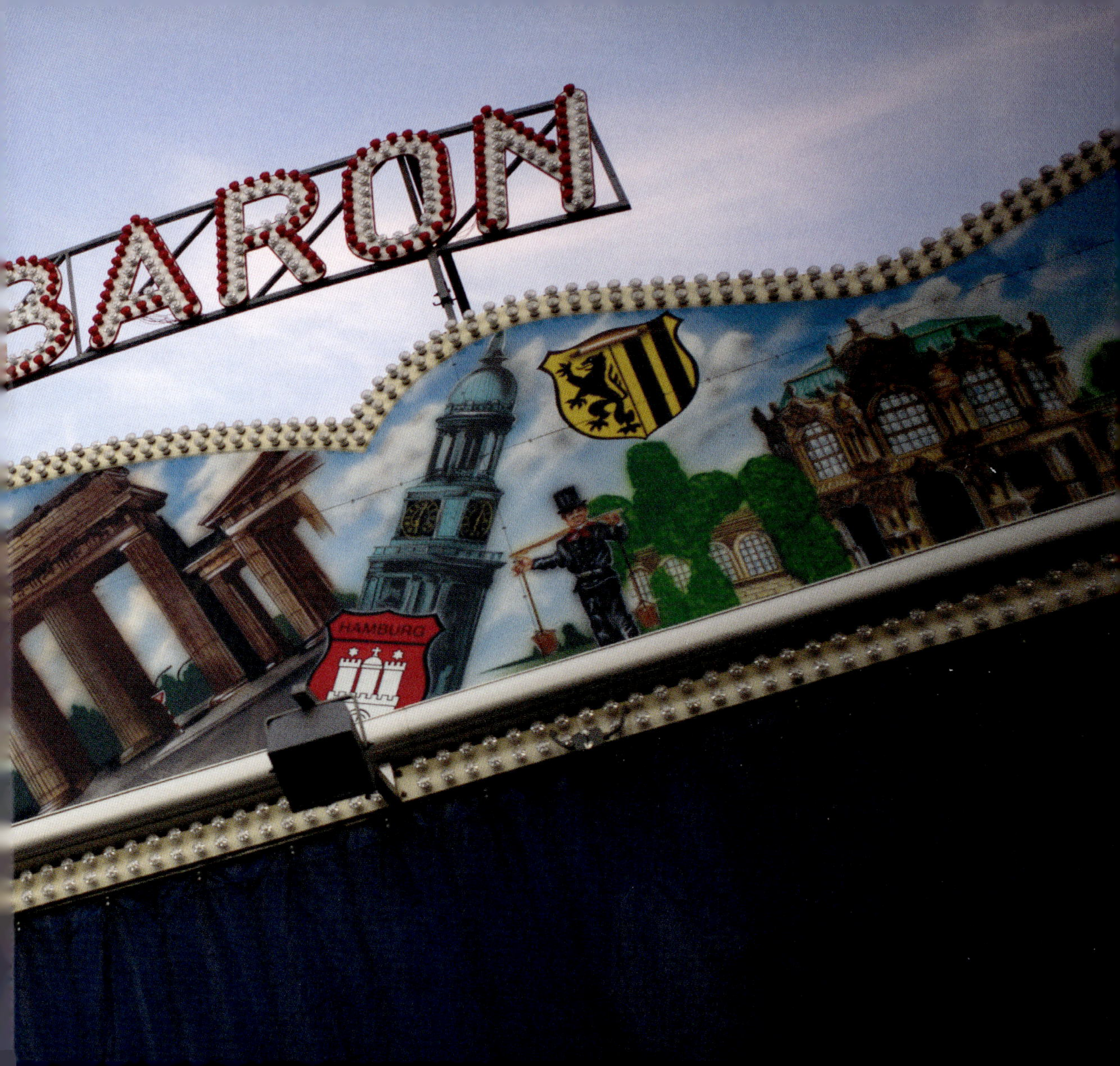
BARON
HAMBURG

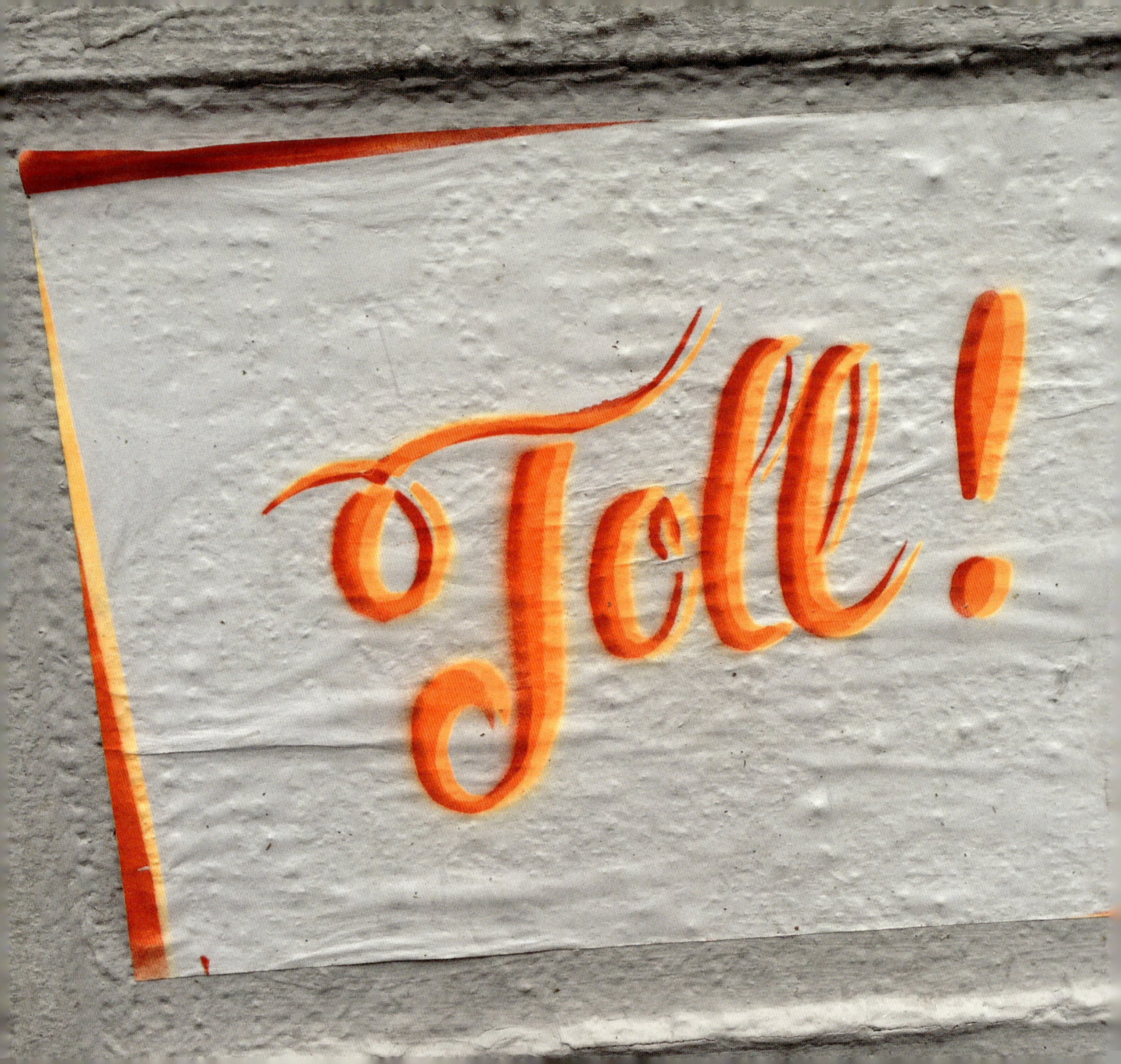
Toll!

Und könnte
Glück dann nicht
vielleicht auch
darin bestehen,
eben diese Liebe
zu erleben?

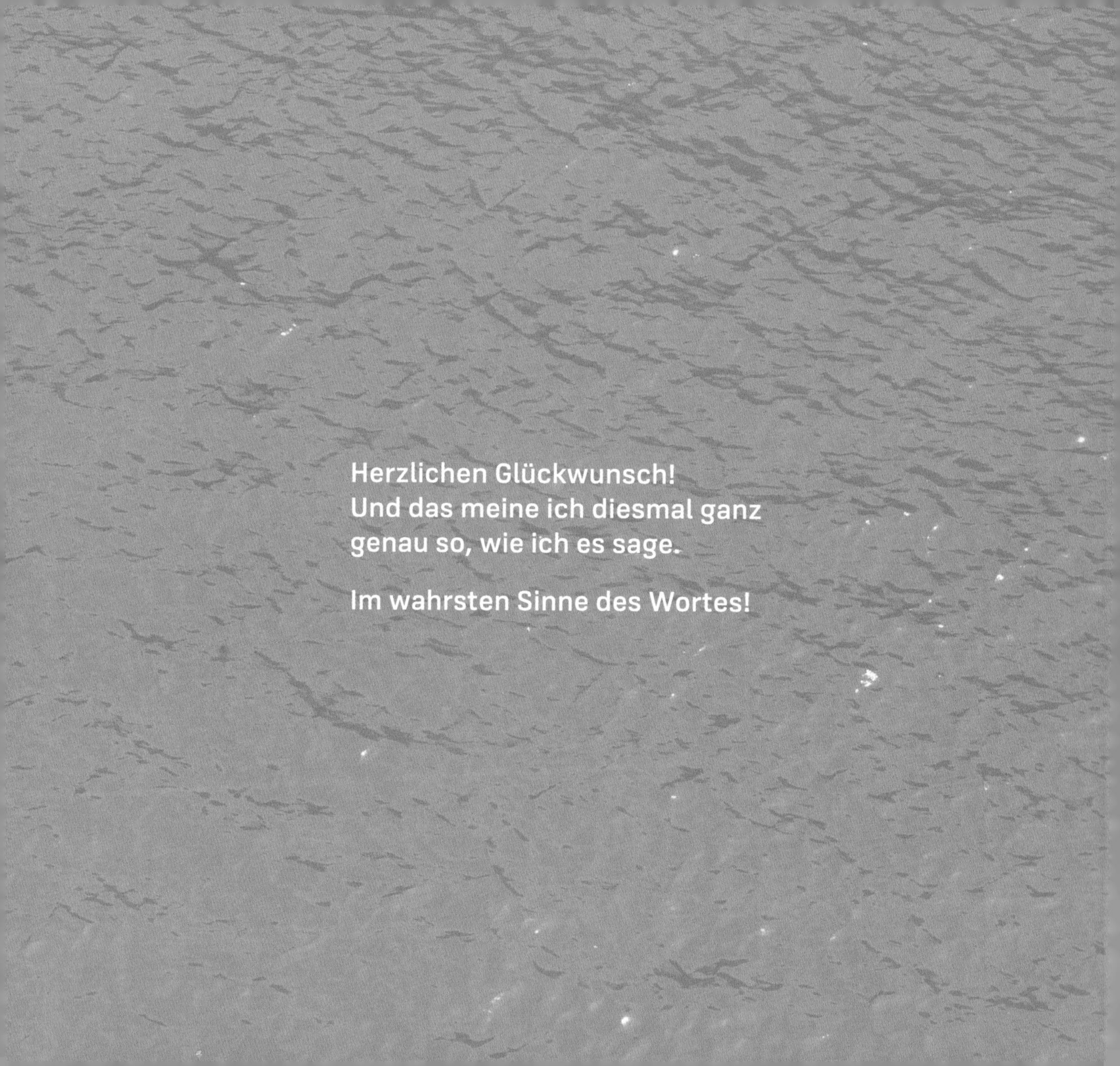

Herzlichen Glückwunsch!
Und das meine ich diesmal ganz
genau so, wie ich es sage.

Im wahrsten Sinne des Wortes!

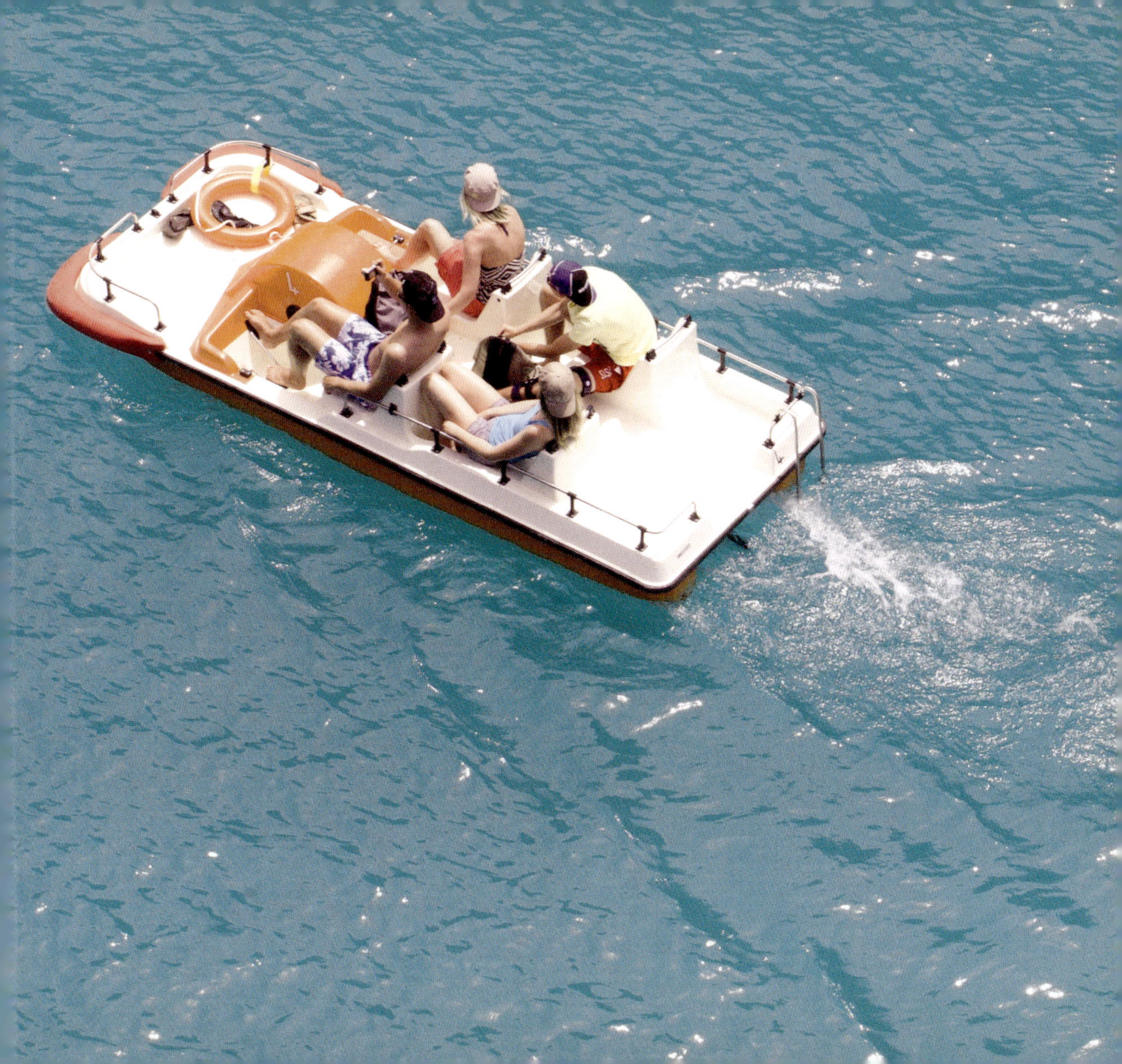

Marco Michalzik

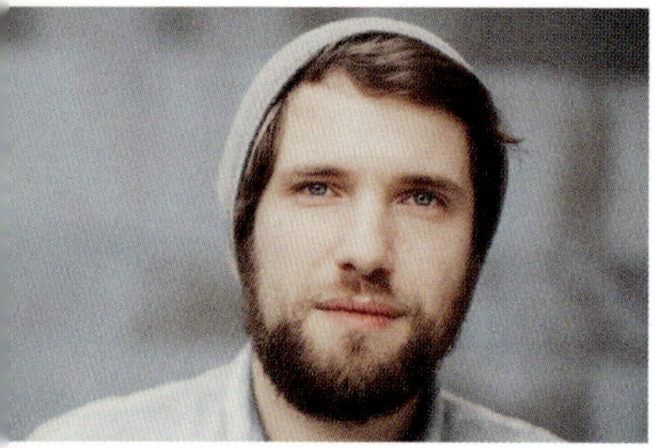

Jahrgang 1985, ist seit einigen Jahren als Poetry Slammer, Rapper und Songwriter deutschlandweit unterwegs. Seine Poetry Clips wurden auf YouTube bereits über 200.000 Mal angeklickt. Neben seinem Hörbuch „Der obdachlose Gott" veröffentlichte er eine Reihe seiner Stücke auf diversen Buch- und CD Projekten. Außerdem arbeitet er für die überkonfessionelle Jugendinitiative Nightlight als Jugendreferent. Er ist verheiratet und lebt mit seiner Frau in Darmstadt.

Eva Jung

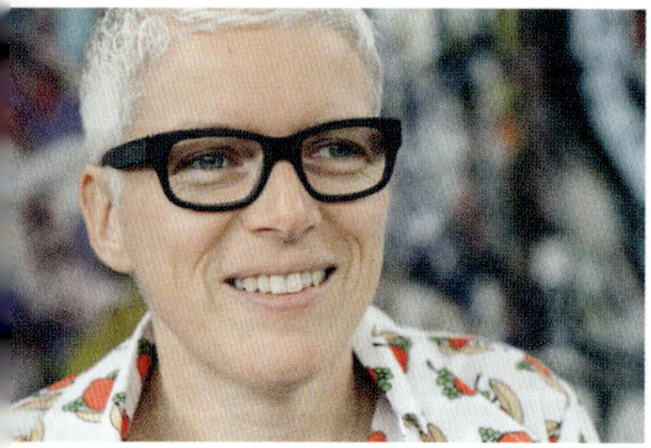

Jahrgang 1968, Kommunikations-Designerin und Autorin aus Hamburg. Sie ist Mitglied im Art Directors Club Deutschland, hat in Hamburger Kreativagenturen gearbeitet und zahlreiche nationale und internationale Kreativ-Preise gewonnen. 2006 initiierte und gestaltete sie die christliche Internetplattform godnews.de. 2010 gründete sie die gobasil GmbH. 2013 realisierte sie mit ihrem Buch „Alltagstourist" das bis dato höchstdotierte Crowdfunding-Literaturprojekt.

Diese Slam Poetry als Video:
QR-Code scannen, Sound aufdrehen und genießen.

MIX
Papier aus verantwortungsvollen Quellen
FSC® C002795
FSC
www.fsc.org

Mehr über unsere Bücher, Autoren und Illustratoren auf:
www.gabriel-verlag.de

Michalzik, Marco/Jung, Eva:
Wunschlos oder glücklich?
ISBN 987-3-522-30443-6

Text: Marco Michalzik
Fotografie, Typografie und Satz: Eva Jung
Reproduktion: Digitalprint GmbH
Druck und Bindung: Livonia Print, Riga

glücklich